ぼくは アスペルガー症候群

仕事と人間関係編

権田真吾

JN143121

彩図社

はじめに

前著『ぼくはアスペルガー症候群』はおかげさまでベストセラーになった。読者の方々からも多くのお便りをいただいた。その中で最も多かった声は、仕事や人間関係に関するものだった。対人関係が不得手なアスペルガー症候群の当事者が仕事や人間関係についてどのように対処しているのかというもので、やはり、アスペルガー症候群の当事者にとって「仕事」「人間関係」にまつわる悩みは尽きないのだろう。

そこで、続編にあたる今回は、ぼくの仕事と人間関係を中心としたエピソードを綴らせていただいた。この本に書かれていることは大きく分けて四つある。

一点目は、アスペルガー症候群の特性が会社での業務を進めていくうえでどのような影響を与えているかという点に着目して、得意なこと、苦手なことについて、それぞれ具体例を挙げて紹介していることだ。「手先が不器用」「空間認知が苦手」というマイナスの特性から派生した失敗談や、上司の配慮で何とか完成にこぎつけた業務のことなど、失敗の原因やその後の対策の仔細を書いた。反対に「集中力がある」「粘り強い」といったプラスの特性を活かせる業務も与えられて、一定の成果を挙げていることも書かせていただいた。

二点目は、具体的な仕事上でのエピソードを交えて、工夫していること、壁にぶち当たってもがいていることに言及していることだ。例えば、会議室の会場設営のような、その場で臨機応変に対応する必要がある業務に四苦八苦していることとその原因について、アスペルガー症候群の特性と関連させて説明している。

大手メーカーのサポートデスク時代の話もしている。外国籍の従業員の方とのやりとりで工夫したことを挙げ、日本人的なコミュニケーションである「行間を読む」という手法に一石を投じた。ぼくの新入社員時代の失敗談も出てくる。「酒席で気が緩み、問題発言をする」「急ぎでない仕事をついつい後回しにしてしまう」といった問題行動とどう向き合っていたか、当時を振り返って記した。

三点目は、人間関係で工夫していることや、ぼくの意外な一面を紹介していることだ。ぼくはツイッターをやっているのだが、情報発信をするうえで注意していることを自戒の意味も込めて書いている。ＳＮＳとの付き合い方やＩＴ社会に対する違和感も赤裸々に書かせていただいた。

近所のカフェでの一幕もある。コーヒーを飲みながら他のお客さんと話をすることがよくあるのだ。話題は時候のあいさつから趣味である「一人カラオケ」のこと、好きなアイドルグループのことなど、相手に合わせて、自在に変えている。ぼくにも社交的な一面があることを感じてほしい。

四点目は、人間関係全般について具体的に話をさせていただいたことだ。「人間関係」と一口に言っても、「会社の上司・同僚」「家族」「学生時代の友達」では付き合い方が変わってくる。「会社の上司・同僚」だと特性を知ってもらい、必要な配慮を受けたいと思うし、「家族」の場合は特性を理解して、寄り添ってほしいと思うだろう。「学生時代の友達」には心情を吐露した時に共感を得たいといったところだ。

ただ、現実はなかなか厳しい。「会社の上司・同僚」から冷淡な対応を受けることもあるし、「家族」でも百パーセント理解してくれるわけではない。ぼくの苦悩も正直に書いてみた。

話は変わるが、この本を読むにあたって、読者の方にお伝えしたいことがある。まず、この本はぼくのアスペルガー症候群の当事者としての特性を綴ったものである。アスペルガー症候群をはじめとした発達障害は個人差があり、特性や困っていることは人それぞれだ。ぼくの事例が当てはまらない当事者の方もいると思う。

また、支援者の立場に立って考えると「そんなこともあるのか」と言いたくなる事象も出てくるかもしれない。あくまで「一つの事例」としてとらえてほしい。

次に、企業で働くことができるレベルのアスペルガー症候群の当事者のほとんどはマジメに仕事に取り組んでいること、故意にトラブルを起こしているわけではないことをお伝えしたい。「何度言っても同じ失敗をするのはワザとやっているのだ！」と言いたくなる気持ちはわかるが、特性上、どうしても健常者・一般の人が納得できるレベルで遂行するのが難しい事案もあるのだ。詳しくは本編に譲るが、「何とかしたい」ともがいているケースもあることを念頭に置いていただきたい。

最後に、アスペルガー症候群をはじめとした発達障害者が働きやすい職場は健常者・一般の人にとっても働きやすい環境である可能性が高いことを挙げたい。「空気を読め」や「行間を感じ取れ」といった日本人的なコミュニケーションを全否定する気は毛頭ないが、それだけではもはや限界であるという立場でぼくは話をしている。重要なことは言葉や文章で伝えるのが大切ではないだろうか。

この本を通じて、アスペルガー症候群の当事者が仕事や人間関係とどう向き合い、どんな思いで日々を過ごしているか、感じ取っていただけるとありがたい。

【注】「アスペルガー症候群（ＡＳ）」は、２０１３年に診断基準の変更に伴い「自閉症スペクトラム障害（ＡＳＤ）」という診断名になりましたが、本書では旧名称のまま掲載させていただきます。

ぼくはアスペルガー症候群
～仕事と人間関係編～

◆

目次

第1章　会社勤めとアスペルガー

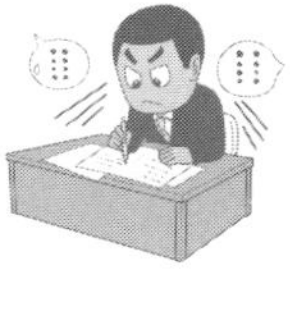

第2章　会社での仕事の一幕

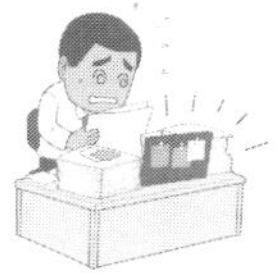

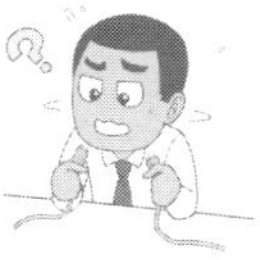

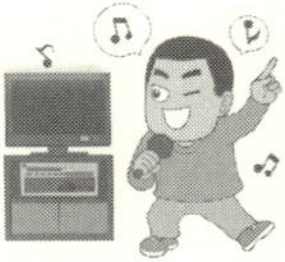

第3章　人間関係はむずかしい

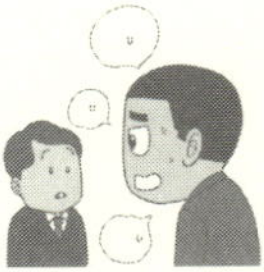

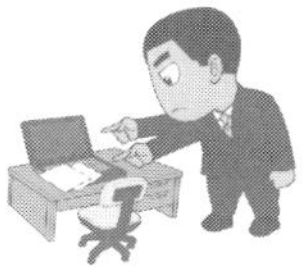

第4章 これからの仕事とぼくの身近な人のこと

第1章

会社勤めとアスペルガー

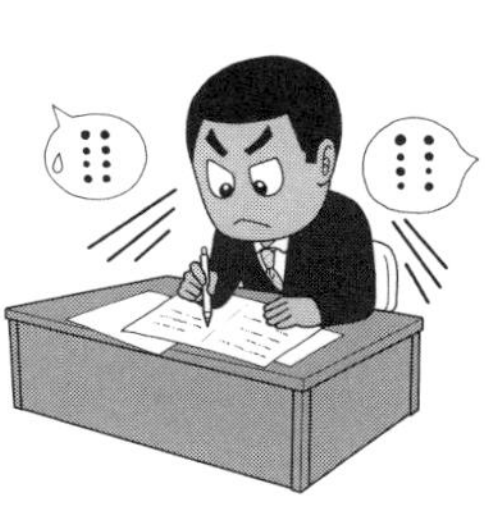

空気が読めない

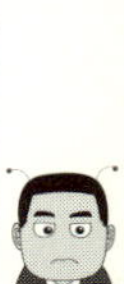

都合のよい解釈をしてしまう

アスペルガー症候群の特性として「場の空気が読みにくい」というものがある。

ぼくは会社の総務部に三年前から所属していて、役員の仕事を手伝っていた。ある日、その役員が病気で長期入院し、会社を休むことになった。周りの同僚は早くからそれに気が付いていたようだが、ぼくはその事実に、入院される三日前まで気が付かなかった。その役員の予定表には時に「通院」と書かれていたが、ぼくは「健康診断で引っかかって病院に行っているのかな?」くらいにしか思わなかった。営業活動もされていたので、健康状態に問題はなさそうだと解釈していたのである。

ぼくはその役員のために、業務用の資料をせっせと作っていた。見かねた直属の上司が「○○さんは病気で長期入院されることになった。君はそれに気が付かなかったのか?　○○さんのために資料をたくさん作っていたのは、みんなムダになるのだけど、どうするつもり？　君は会社の時間を浪費した。空気読めないの？」と叱責された。ぼくは上司に言われてやっと自分の誤りに気が付いた。健康上の問題はないというのは思い込みで、実際はかなり重篤な病気だったようだ。事実、入院から一年近くが経過してもこの役員は会社に復帰できなかった。

こうした状況に置かれた場合、健常者・一般の人は何となく察して必要な手立てを講じようとする。一方、アスペルガー症候群の当事者は状況を想像する力が弱く、自分の思い込みで「多分、こうだろう」と自分に都合のよい解釈をしてしまいがちだ。学生時代までは大いなる勘違いで済まされることが、ビジネスパーソンになると「会社の時間をムダにした」と言われるのである。

ぼくはこの一件以来、自分には都合のよい解釈を前提とした思い込みをするクセがあることに気が付いた。状況判断に迷う時は独りよがりの解釈をかたくなに守るのではなく、上司に確認することが大切であることを学んだ。

思い込みが強い

もう一つ、アスペルガー症候群の特性のために失敗した例を紹介したい。

ぼくがパソコンに向かって仕事をしていた時に「権田、ちょっといいか？」と上司から声をかけられた。あまり機嫌がよさそうではなかったのを察知したぼくは、「何かお叱りを受けるのかな」と覚悟を決めた。

上司は「キミ、内定式の準備をしてもらうのはいいけど、どうして机に据え付けてあるACアダプタを全部、取り外したの？　社長も取締役もパソコンを持ち込んでお使いになるから、お席のある机のACアダプタは付けておかないとダメじゃないか！」と言われた。ぼくは上司から内定式の準備を指示されて会議室のレイアウトを調整しており、「ACアダプタは取り外すように」と指示されたので、その通りに解釈して、取り外したのだ。上司は「確かにぼくの指示が少し、あいまいだったかもしれないが、それくらいは考えて理解できないか？」と、さらにたたみかけてきた。ぼくは指示されたことを字義通り解釈して「こうに違いない」と自分の中で決めつけてしまう傾向がある。

また、以前にはこんなこともあった。ぼくは営業部長を兼ねていた役員の業務補助をしていたが、ある時、その役員から取引先との打ち合わせで使うテレビ会議システムのインストールを指示された。ぼくはマニュアルを読み、自力で解決しなければならないと思い、一生懸命にマニュアルを読んで、インストール作業を行った。

インストールはうまくいったのだが、操作方法が今一つよくわからない。ぼくはウンウンうなりながら調べていた。

そうこうしているうちに役員から「メーカーのサポートに確認してごらん」とアドバイスを受けた。ぼくはすぐに、メーカーのサポートデスクに連絡を取った。操作方法を確認して、無事に設定できた。打ち合わせは無事に終わり、後でこの役員から「わからない時は早めに聞いてくれ。時間は有効活用しよう！」と注意を受けた。どうも「こうでなければならない」とぼくの頭の中で勝手に決めつけて行動している面はありそうだ。

一筋縄ではいかないのは承知しているが、ぼく自身としては何とか少しでも状況を改善したいと思っている。そこで、自分なりに工夫するようにしている。例えば、業務指示を受けたら、その目的と最終完成形をイメージして取り組むように心がけている。最初に紹介した内定式の準備だったら、内定者を集めて、仕事の概要を説明し、入社までに勉強してほしいことを伝える場を設定するということになるだろう。そのために会議室のレイアウトを整え、参加者が気持ちよく会に臨めるようにするのが肝要である。

余談だが、会議室でやり直しの作業中、上司から「権田、パソコンのＬＡＮケーブルとプロジェクタのケーブルが無造作に床をはっていたぞ。内定者の印象が悪くなるので、束ねて、邪魔にならないようにしておいてくれ」と追加の指示があった。こうした点から、ぼくには細かな気配りも欠けているように思う。指摘を受けると気が付くし、すぐに修正できるのだが、上司は「言わなくても気付くようになってくれ」と思っていることだろう。ぼくにとっては、少し難度の高い仕事である。

不適切な行動には明確な指示を

「空気が読めない」例をぼくの業務上の失敗から紹介したが、この種の失敗を防ぐにはまず、当事者の努力が大切だと思う。失敗したことは仕方がないので、失敗に至った経緯を分析してどうすればよかったかを再考し、同じ失敗を繰り返さないようにする心がけが求められよう。また、周囲の人もアスペルガー症候群の当事者には空気が読みにくい、読み間違えるケースが多々あることを頭に入れておいて、おかしな行動をしていたらそれとなく指摘するような配慮をお願いしたい。直接言いにくかったらメールやメモでもよい。とにかく、間違った行動を取っていることを教えてあげてほしいのだ。

たいていのアスペルガー症候群の当事者は、間違ったことを指摘されたら素直に対応できる（中には頑なな人もいるが）。一番解決につながらないのは、「空気読めよ」とか「察しろよ」という言葉で片づけることだ。健常者・一般の人でも時には空気を読み誤って、不適切な行動をするケースがあるはずだ。その時は「こう考えるべきだ」とか「こうしなさい」と指示するはずである。アスペルガー症候群の当事者はその状態がより強く出るし、頻度も高い。「指摘すると気を悪くするのではないか」と懸念されるかもしれないが、誤った行動からムダな仕事をされるほうが業務効率を下げるし、周囲のモチベーションにも影響する。相互注意ができる職場環境の構築が、アスペルガー症候群の当事者にとっても仕事をしやすい状況につながるのではないかと思う。

「空気を読む」という言葉に似たものに「あ・うんの呼吸」や「以心伝心」というものがある。伝統工芸の職人さんの世界では今でもこうしたコミュニケーションが取られているように思う。言葉に出さなくても相手が求めていることを察して行動することがベストであるという考え方だ。なるほど、言葉に出さなくても相手が自分の気持ちを察して、思った通りに行動してくれれば、心地よい感覚かもしれない。昔の企業社会も案外、そうした一面はあっただろう。

でも、現代の職場環境でこれを求めるのはどうかと思う。昔のように一括採用された正社員だけで構成された職場ならともかく、現代の職場は中途入社組あり、派遣社員ありと、気質や考え方が大きく異なる人が一つの職場に集まっていることが多い。そうなると「空気を読め！」とか「以心伝心だ！」といったコミュニケーションではお互いが思い描いているものに大きなズレが生じて、話がかみ合わないことが増えるように思う。例えば、「いつものあれをやっておいて」などと指示代名詞で仕事を簡単に指示して済まそうというのは、ちょっと無理がありそうだ。

話が飛躍してしまったが、必要なことはちゃんと言葉にして共有できる職場のほうが、アスペルガー症候群の当事者にとっても、健常者・一般の人にとっても暮らしやすい環境なのではないか。空気を読むことを否定はしないが、あまりにもそれが過剰な負担になると、誰しもが疲れてしまうような気がする。読み間違えたらお互いに指摘して軌道修正できる状況が「ザ・ベスト」ではないだろうか。

空間認知が苦手

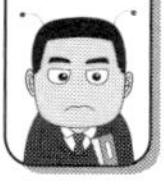

「権田君、社員の顔写真を均一の大きさに編集して、部署ごとにまとめた写真集を作ってほしいのだが」

次長からこのような依頼があった。顔写真をきれいに配置してエクセルシートに貼りつけるのだが、ぼくはこの手の空間認知を必要とする作業が苦手である。いきおい、位置関係がカオス状態のものが出来上がる。次長に「ちゃんと配置できないのか！」と注意されると、今度は写真の大きさがバラバラになってしまい、これまた要件を満たさない。空間認知という不得手なことに注意が行き過ぎて、写真のサイズを統一するという工程がお留守になってしまうのだ。

アスペルガー症候群の当事者の中には、ぼくのように空間認知が苦手な人がいる。バランスを取って物体を配置するという作業が苦手なのだ。苦手な作業をしていると同時並行で行うべき作業（今回は写真のサイズを統一すること）が抜け落ちてしまう。もともと、マルチタスクが苦手なうえに不得手な作業を抱えて、四苦八苦した状態になると問題が一気に顕在化してしまうのだ。そうしていると、見かねた次長から「権田君、もういいよ。他の人に頼むから」と言われてしまった。ぼくは業務で迷惑をかけたことを非常に悔やんだ。努力してもうまくいかないことがどうしてもあるのだ。

ぼくは小さい頃から絵を描くのが苦手だった。写生をすると建物や人物の配置がまったく把握できず、とんでもなくバランスの悪い絵になった。その絵をクラスメイトに笑われたこともあり、ますます絵を描くのが億劫になった。苦手なこともトレーニングすればある程度は改善されるかもしれないが、ぼくがアスペルガー症候群の診断を受けたのは四十歳の時である。それまでは障害があることなど知るよしもなかったので、対策をとってこなかったのである。

ぼくはこの一件があって以来、空間認知について考えるようになった。インターネットで調べてみると、「絵を実際に描いてみる、体を動かす」といったことを推奨していた。体を動かすのはできているが、絵を描いたり三次元で物事を考えたりするのはできていなかった。最近ではスマホのゲームでもこの手のトレーニングをするものがあるらしい。無為無策はやはり問題であったと反省している。

ぼくは「改善できることは、たとえ健常者・一般の人と同レベルにならなくても改善していきたい」と考えている。障害がわかるまでは苦手なことを避けてきたが、そうすると如実に、給与に跳ね返ってくる。ぼくの場合は家族を抱えているので、一定の稼ぎがないと生活できない。

齢四十で障害者手帳を取得した身にとっては、先々のことを考えると苦手なことは少ないほうがよさそうだ。空間認知が苦手なのはやむなしの面はあるにせよ、改善にトライして損はないと思う。少なくとも一人息子が学校を出て働くようになるまでは一定の収入が必要である。息子に「お父さんは障害者で稼げないから中卒で働いてくれ」と言うわけにはいかない。息子が希望する学校に進学させて教育を受けさせてやりたいと願うのは、健常者・障害者の区別なく親として当然であろう。

中には「障害者が結婚して家庭なんか持つからそんなことになるのだ」という意見もある。一理あるかもしれないが、アスペルガー症候群をはじめとした発達障害が世間で認知され、診断が受けられる環境になったのはここ十年ほどのことである。ぼくが二十代の頃には、今のようにインターネットで病院を検索するということもできなかった。四十歳で障害がわかって、ビジネスパーソンとしての数々のトラブルの原因がわかっただけでも救われた気がした。得意なことを伸ばすのはもちろんだが、苦手なこともペースは遅いかもしれないが、改善していきたい。

言葉を字義通りとらえる

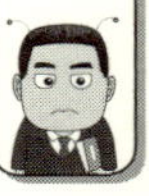

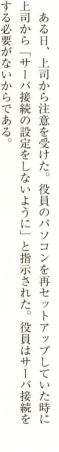

ある日、上司から注意を受けた。役員のパソコンを再セットアップしていた時に上司から「サーバ接続の設定をしないように」と指示された。役員はサーバ接続をする必要がないからである。

ぼくは字義通り、接続の設定を入れなければよいと解釈した。ウイルス対策プログラムをサーバからダウンロードするのは差し支えないと判断して、サーバからダウンロードして設定したのを咎められたのだ。接続の設定をしたわけでもないのになぜ叱責を受けなければならないのか、ぼくにはわからなかった。

上司によると「サーバに接続の設定をしないようにということはサーバからソフトをダウンロードするのもご法度である。そんなことも気が付かないのか！」ということだった。確かにソフトウェアをダウンロードしようと思えばサーバに接続する必要があり、この時点ですでに指示を守っていないことになる。

アスペルガー症候群の当事者には言葉の行間を読むのが苦手な人が多い。ぼくもその一人である。「サーバ接続の設定をしないように」という指示を字義通りに解釈してしまう。行間に隠れている「接続することもNG」というのがわからないのだ。

こうした事象は、一度経験すると脳のデータベースに蓄積されて失敗しにくくなるが、それでも似たようなケースで失敗を繰り返してしまうことがままある。この、言葉を字義通りとらえることで、仕事上のトラブルに発展することさえあるのだ。前述の役員端末の一件では、サーバ接続設定が残存してしまうという不具合が発生して、利用者である役員に迷惑をかけてしまった。

「行間」を読むのはむずかしい

こうしたトラブルを防ぐために、当事者はまず、言葉には行間があることを常に意識しておく必要があると思う。指示された仕事をしていて疑問に感じた場合は、速やかに指示を出した上司や同僚に確認を取る必要があるだろう。アスペルガー症候群の当事者には、固定観念に縛られる傾向がありがちだ。今回のサーバ接続の設定をしないようにという指示も「つなぐことはいいのだな」と、勝手にぼくが解釈したことがトラブルの原因であった。行動する前に「本当にその行為は仕事の指示に抵触しないか」をもう一度よく考えるクセをつけるとよいかもしれない。

　また、指示を出す上司や同僚の視点で考えると、アスペルガー症候群の当事者は総じて言葉を字義通りとらえる傾向があることを把握したうえで、的確な指示を出すとよいように思う。「サーバ接続の設定をしないように」ではなく、「サーバには接続の設定だけでなく、接続してソフトをダウンロードするのもNGだよ」と言えば、接続全般がご法度であることを理解できる。

　今回のキーワードは「行間」ということになりそうだが、この行間がかなり曲者だとぼくは思っている。ぼくは現在、会社の総務部で働いているが、ある時、同僚から「手紙をポストに投函してきて」と依頼された。ぼくは指示通り手紙を投函して戻ると、同僚から「ついでに、郵便受けのカギも持って行って郵便物の有無を確認してほしかった」と言われた。一度こうしたやりとりがあったので、今では郵便受けを確認するようになったが、さらに新聞受けも確認するという発想がなかなか出てこなかった。

　人によっては一つの指示で二つ、三つのことを実行してほしいと期待する向きもある。しかし、ぼくの場合こうした要求に即座に応じるのは困難だ。気を利かせたつもりで対応したことが、「余計なことをするな！」と言われたらどうしようと不安に思うあまり、字義通りの解釈に頼ってしまうことがある。トラブルを起こすと昇給やボーナスの査定にきっちり反映されるので、余計に「ミスできない。無難にこなそう」という思考になりがちである。「失敗を恐れず、積極的に仕事をしよう」と言うのは簡単だが、失敗して減給になったこともあるので、非常に神経を使う。

また、ぼくの場合、最初に入った会社で指示通り仕事ができないというトラブルを抱えていたため、当時の上司から「指示の内容を確実に理解してその通り実行すればいい。余計なことは考えず、日本語に忠実になりなさい」と注意されたことがあった。同じ失敗を繰り返すぼくに業を煮やした上司が口にしたのかもしれないが、失敗続きで悶々としていたぼくには金言のように感じられた。以来、業務上の指示は日本語を忠実に解釈するという方法で対処するようになっていった。

話が横道にそれてしまったが、言葉を字義通りとらえることで起こりがちなトラブルは、当事者および上司や同僚の双方の努力である程度防げると思う。「そんなまどろっこしいことはやってられないよ」という意見もあると思うが、行間を読むことに汲々としている職場が健全な職場だとは思わない。言葉であますことなくコミュニケーションを取るような環境だとミスも出にくくなるし、健常者・一般の人も生きやすくなるのではないだろうか。

指示には忠実

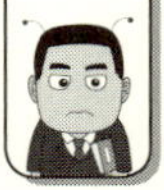

「アスペルガー症候群の当事者って、マジメに仕事をする気があるのかな」と疑問に思う読者の方がいると思う。これはあくまで私見だが、一部の例外を除いて、たいていの当事者は大マジメである。

ぼくは現在、某ＩＴ企業の総務部で働いているが、前職がシステム屋（ぼくの上司はバリバリのＳＥだった）ということもあって、システム関連の業務が回ってくる。例えば、会社で使っているウイルスチェックプログラムのパターンファイルが最新か否かを調べるという業務がある。自分のパソコンに入っているパターンファイルのバージョンとウイルスチェックプログラムを出しているメーカーのウェブサイトの最新情報が一致しているかを、毎週月曜日の午前中（祝日の場合は火曜日）に報告している。

ぼくは週次業務としてダイアリーにこの予定を記載しているし、調査したパターンファイルのバージョン情報も書き込んでいる。上司には口頭で異常がない旨を伝えて、共有サーバに置いているエクセルで作ったチェックシートにバージョン情報と異常がなかった旨を書き込むようにしている。報告を始めて一年半ほどになるが、病気等で休みを取らないかぎり、指定された日に確実に報告するようにしている。

また、ぼくは管理職が会議を開催する際に、会議室のレイアウトを変更する作業を部長から任されている。たいていは当日に変更するのだが、たまに会議当日にも通常の打ち合わせで会議室を使う人がいるので、そうした情報をグループウェアで確認、問題がありそうな場合は前日にあらかじめレイアウト変更をしている。会議室のレイアウトを変更するという作業自体は決して難しくない。しかし、確実に指定された時刻までに変更していないと会議が開催できなくなり、管理職の方々に多大な迷惑がかかるため、スケジュールを確認して間違いなく作業しておく必要がある。

こうした指示を忠実に守ろうとする姿勢からご理解いただきたいのは、アスペルガー症候群の当事者といっても健常者・一般の人と同様に基本的にはマジメに誠実に業務をこなしたいという意識を持っているということだ。アスペルガー症候群の当事者は障害の特性からトラブルを起こしがちだが、心の底には円滑に仕事を進めたい、一生懸命がんばりたいという思いが詰まっている。業務上の指示を聞いてできる限り忠実に履行したいという思いは、健常者と変わらないと思う。

同時に、「業務はチームプレーであり、自分に課せられた業務を的確に行わないと同僚に迷惑がかかる」という意識も共有している。アスペルガー症候群の当事者は他人に関心が薄く、個人の都合しか考えていない自己中心的な人の集まりと思われがちだが、会社で働いているような障害レベルの人だと、健常者・一般の人には遠く及ばないかもしれないが、集団に貢献したい、社会的な存在として認められたいという願望があると思う。会社組織は上司から指示された業務を確実にこなすことで動いている。「指示には忠実にありたい」と思って、一生懸命、マジメに取り組むのは当然の思いだ。

「指示には忠実」という観点でアスペルガー症候群の当事者が仕事に対してどう思っているのか、あくまで私見にはなるがお伝えしてきた。特性からくるトラブルで「厄介な人」「いなくなってほしい人」と言われることもあるというのが、アスペルガー症候群をはじめとした発達障害者に対する健常者の一般的な見方であろう。ただ、大多数の当事者は故意にトラブルを起こして、周囲を困らせているわけではない。基本的にはマジメに誠実に仕事をしたいと思っているはずだ。

アスペルガー症候群をはじめとした発達障害者の多くは健常者・一般の人と同様

に「指示には忠実にありたい」と思い、時には空回りしながらがんばっている。読者の方の中には、ぼくたちのような障害を持った人とじっくり話す機会がない人もいるかもしれない。あくまでも私見だが、参考になればうれしいかぎりだ。

手先が不器用

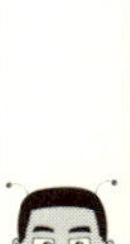

ぼくはものすごく手先が不器用である。

ある時、社内研修用の資料を印刷してセロハンテープでつなぎ合わせ、きれいに折り込んで冊子にするという作業を部長から指示された。部長はぼくが不器用なことを知っていたので、指示をする際に「サンプルを作っておいたので、これを参考にするように」と言われ、少し気が楽になった。口頭で「こんな風にして作ってくれ」と言われてもピンとこないことが多いのである。実際の作業も自己流になってしまうので、いきおい「指示したものと違う！　何をやっているのだ！」とお叱りを受けることになり、挙句の果てには「キミは役に立たない！　他の人にやってもらう」と厳しい言葉を浴びせられる。過去にそうしたことがあったので、部長は「サンプルがあれば工夫して対応するだろう」と思ったようだ。サンプルがあるとそれを見て、どんな風に印刷したものをつなぎ合わせて、折り込めばよいかがわかる。不器用なりに「こうすればうまくいくかもしれない」と工夫することもできそうだ。

アスペルガー症候群の当事者には、ぼくのように手先が不器用な人がいる。手先を使って細かな作業をするのが苦手で、健常者・一般の人が楽にこなせることができないケースがある。ぼくは子どもの頃から手先が不器用で、飛行機や船のプラモデルを買ってもらってまともに組み立てられたためしがない。図工や技術・家庭で作品を作るのも苦手で、家族に手伝ってもらわないと作品を完成させられなかった。中学二年生の時、エプロンを作成する課題が技術・家庭の授業で出されたが、布をうまく縫うことができず、母と妹に手伝ってもらい、何とか提出した。二歳違いの妹には「困った人ね、お兄ちゃんは……」と言われる始末だった。

話を元に戻そう。まず、ぼくは部長から渡された社内研修用資料のファイルを印刷した。全部印刷すると、サンプルを見ながらテープでつなぎ合わせるものはつなぎ合わせていった。二十部作ることになっていたので、それらを二十組に分けた。分け終わったら、今度は紙を折り曲げる工程に入った。どんな風に折り曲げているかをじっくり観察して、それを再現する方法を探った。手先の感覚だけに頼って折ると、きれいに折れないことは先刻承知なので、定規を使った。対象の紙に定規を当てて、慎重に折り込んだ。何とかきれいに折れた。この方法で慎重に一部ずつ対応していった。でも、時々きれいに折れないことがあり、やり直しを余儀なくされた。社内研修用の資料なので多少のゆがみは許容されそうだが、研修で集まる人に気持ちよく受講してもらいたいという思いがあったので、できる限りきれいに折ろうと腐心した。同僚にも手伝ってもらい、どうにか期日までに資料を作成できた。

作成できたのはいいが、健常者の三倍くらいの時間がかかってしまった。同僚の支援を受けてもそのくらいの作業効率である。お世辞にも「よくできた」とは言えない内容だった。後日、その研修に参加した社員に資料について、紙の折り込みが不揃いだったとか、きれいに折れていなかったといった不具合はなかったか聞いてみたが、特に気にならないレベルだったという答えだった。ホッとしたが、その人は、同僚が作ったきれいな資料を使ったのかもしれない。

苦手なことも修行だと思って

ぼくはアスペルガー症候群の特性で手先が不器用なのだが、診断してくださった医師から「苦手なことも修行だと思って取り組んでください」とアドバイスを受けたのをはっきり覚えている。精度や効率は健常者・一般の人に比べるとはっきり言ってよくない。それでも何とかできる範囲で対応しようと思っている。ただ、こればかりは努力してもあまり進歩しそうにないので、少々気が重い。

この手の作業でうまく対処する方法が見つからなかったので、障害者職業センターの担当者に連絡を取り、アイデアを出してもらったこともあった。苦手な作業をいっさいしなくてもよい職場環境で働いているアスペルガー症候群の当事者もいると思うが、ぼくの場合は残念ながらそうではない。一般枠での就労なので、そこまでは配慮してもらえないのだ。その代わり、少しでもうまく作業が進むようにサンプルを作ってビジュアルの情報を与えるようにしてもらっている。このビジュアルの情報が案外、ありがたいのだ。

ぼくは口頭で指示された内容の完成形を頭の中でイメージして、実作業につなげるという行為がどうも苦手である。完成形がイメージしにくいのだ。目に見えるビジュアル情報（この場合は部長が作ってくださったサンプル）があると、まだそれをもとに対策をとることができる。部長はひょっとすると「面倒なヤツだな」と感じているかもしれない。でも、ちょっとしたサポートをすることで、苦手な作業にもチャレンジできる可能性が出てくる。面倒がらずに手を貸していただけるとありがたい。

不適切発言

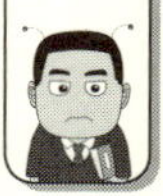

読者のみなさんに聞いてみたいことがある。「不用意な言動で、相手を怒らせたことはありますか？」

健常者でも、たまにはそういうことがあると思うが、アスペルガー症候群の当事者は概して、そういった「不適切発言」の頻度が高いように思う。

原因は「場の空気を読みづらい」「相手の気持ちを想像しにくい」というアスペルガー症候群の特性にあるだろう。悪意はないのだが、想像力が乏しいのだ。

加えて、個人差がある問題だが、アスペルガー症候群をはじめとした発達障害者の中には思ったことを口にせずにはいられない性分の人がいるようだ。「思ったことははっきり言わないと、スッキリしない」ということだろうか。

だが、こうした態度は相手を不快にさせ、要らぬトラブルを招くので、要注意だ。

ぼくも最近、「不適切発言」で課長に不愉快な思いをさせてしまった。課長との面談の席で、体調の話になり、酒席への参加を今後は見送りたい旨を伝えた。そこまではまだよかったのだが、その理由が問題だった。

ぼくは「酒席である人とカラオケの話になり、『福山雅治が好きです』と話しました。得意な曲を話すと、シングルカットされている有名な曲なのに『そんなオタクっぽい曲はけしからん！　桜坂だったら断然盛り上がるぞ』と決めつけたようなことを言われて、こちらが不愉快になりました。反論しようかと思いましたが、口よりも先に手が出そうな気分だったので、止めました。うつ病を診てもらっている主治医にその話をすると『お酒が入ると、みんな大なり小なりタガが外れて、いい加減なことを言います。気にしないようにしましょう。それができないなら酒席に出ないでください』と諭されました」と述べた。

課長は不機嫌そうな顔でぼくの話を聞いていた。問題点は二つあると思う。

まず、ぼくの主張が「自分は絶対に正しくて、相手は全部間違っている」と言わんばかりの物言いに終始していたことだ。「決めつけた」ように言われた内容がぼくにとっては重要な話だったかもしれないが、相手にとってはどうでもいいことだったのかもしれないのだ。興味のないことや自分の利害が大きく絡まないことには、誰でも適当なことを言う傾向がある。「あなたはそういう傾向がないのですか？」と聞かれれば、反論はできない。

また、「発言が気に入らなかった」という言動も、ひょっとすると「オマエはそんなにエライ人なのか！」と、一蹴されるおそれがある。酒の席での発言をどう感じるかは人それぞれであり、「こうあるべし」と断じるのは適当でない場合もあり得る。

「考え方は人それぞれ」

では、どうすればよかったのだろうか。ぼくなりの答えを考えてみた。角が立たない言い方があるとすれば、「体調がすぐれないので、酒席への参加を減らしたいのですが」とシンプルに言うべきだったと思う。

気をつけなければならないのは、「価値観や興味のあることは人それぞれ」という認識だ。ぼくは相手の「オタク」というキーワードにカチンときたのだが、相手はそれほど深い意味で言っていないかもしれない。また、「福山雅治という歌手は知っているけど、曲は『桜坂』しか思い浮かばない」という人は案外多いように思う。そうした人からすれば、「桜坂」以外の曲は「オタクの聴くような知らない世界の曲だ」という認識なのだろう。納得はできないが、それが世間の相場のような気もする。

また、「シラフで話しているわけではなく、あくまで酒の席での発言である」という点もポイントだ。うつ病を診てもらっている主治医によれば「医師や弁護士のような、社会的にステータスがあると言われている職業の人でも、酒が入ると態度が豹変する人は一定数います。本当はあってはならないことなのですが、それが現実です」とのことだ。「聖人君子」のような人ばかりではないのが、世の常である。もっとも、タガが外れすぎて、暴力を振るう、耐えがたいハラスメント行為をするといった場合にはしかるべき処置を取ってもいいと思うが……。

「不適切発言」を防ぐにはどうすればよいのか。断っておくが、すべてのアスペルガー症候群の当事者にこれができるとは限らない。個人差のある話であることを前提に聞いてもらいたい。

まず、「ぼくは『不適切発言』をしやすい傾向がある」という認識を持つことだ。大事な局面や目上の人との会話では発言する前にまず、一呼吸置いて、「この発言は本当に問題ないか」と自分に問うてみることだ。相手の立場に立つのが難しいのなら、「自分が言われて、イヤな内容を含んでいないか」を見つめ直すのも一案である。

「他人は自分とまったく別の生き物。合わないことがあって当然」くらいの割り切った考えも必要だと思う。肉親でも、百パーセント相手のことを理解するのは不可能だ。他人は言わずもがなである。育ってきた環境が異なる以上、ものの考え方も違って当然だ。そう思うだけで、感情的になって「不適切発言」をするリスクは減ると思う。

「不適切発言」をゼロにするのは健常者でも困難だと思うが、ぼくたちアスペルガー症候群の当事者も「仕方ない」で済まさず、各々でできることから対策をして、円滑なコミュニケーションが取れるようにしていきたいものだ。

こんな長所があります

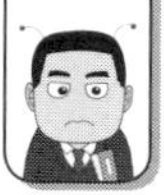

　ぼくは何度も述べているが、アスペルガー症候群という発達障害の当事者である。健常者・一般の人に比べると、苦手なことやできないこともたくさんあるし、短所も多い。でも、ぼくには障害の特性が長所になっている面がある。

　一つは「集中力があること」、もう一つは「粘り強いこと」である。エピソードを交えて、詳しく説明していきたい。

「集中力がある」とアピールすれば、相応のエピソードを用意する必要がありそうだ。ぼくは、行政書士試験に半年間、専門学校に通っただけで一発合格したのである。自慢話で恐縮だが、何度受験しても合格できない人がいる中で、大学の法学部出身でもなく、社会に出てからも法律の勉強らしいものはほとんどしてこなかったぼくが行政書士試験に一発で合格できたのは、「法律」という分野に興味があって、ここぞという時に高い集中力を発揮して勉強する力が備わっていたからに他ならない。

半年間、会社帰りに週二回、専門学校で講義を受け、土日も家でマジメに学校の復習や論文対策の勉強をした。興味を持ったことはとことんやり抜く力が備わっているのである。ゆえに、半年間の勉強で、当時合格率が十パーセント未満だった行政書士試験に一発合格できた。三十一歳の秋のことだった。

「粘り強い」という点を強調できる話も用意している。第二種情報処理技術者試験(現在の基本情報技術者試験)に九度目の挑戦で合格したことである。

IT技術者の登竜門的な国家資格なので、本来は三回くらい受験して、合格するのが標準と考えられる(それゆえ、あまり自慢はできない)。

コンピュータの「コ」の字も知らずにIT業界に飛び込んだぼくは大学を出て、最初に就職した会社で、当時の上司からこの資格を取るように指示された。ぼくは会社帰りに週二回、専門学校に通って、勉強した。働きながら夜間の高校や大学に通う人もいるが、専門学校で勉強していて思ったのは「働きながら勉強する」のは言葉にするのは容易だが、決して簡単なことではないということだ。

ぼくはこの試験で出題されるCOBOLというコンピュータ言語のプログラミングも勉強して、何とか合格しようと奮闘したが、努力のかいなく不合格が続いた。会社から、この試験に合格できなかった咎で退職勧奨を受け、ぼくは会社を辞めて関西に帰郷することになった。それでも就職浪人中も勉強を続け、九度目の受験で合格を手にした。ぼくは二十八歳になっており、合格まで実に五年を費やした。

合格証書が自宅に送られてきた時のことは今でもよく覚えている。封筒を開けた瞬間に脳裏をよぎったのは「うれしい」という感情ではなかった。「ホッとした」という安堵感が強かったと思う。同居していた母と妹が赤飯を炊いてくれた。妹からは「お兄ちゃん、よかったな。苦労が報われたね。おめでとう」と労いの言葉をかけられ、ぼくは合格を実感した。

「アスペルガー症候群の当事者」という言葉から最初に連想されるのは「場の空気が読めない」「社会性がない」「独特のこだわりがあり、扱いにくい」といったマイナス面の情報であることが多いように思う。確かにこうしたマイナス面の特性は個人差こそあれ、たいていの当事者が持っている。

その一方、特性が「長所」になっているケースもある。「独特の強いこだわりがある」という特性は、こだわりを持つ分野なら、知識や技量を深めてその道のエキスパートになれる可能性があるということだ。ぼくもこの傾向がある。法律関連の資格では、行政書士の次に宅地建物取引主任者（現在の宅地建物取引士）を取得した。ここ最近では、ビジネス実務法務検定二級を手にしている。別の項目で書いているが、現在の部署では法律に関する知識を活用して、会社の規程類に関わる法律の調査を担当している。得意な分野はどんどん、知識や技量を深めていけるのだ。

今回は、ぼくの長所について、お話しさせていただいた。「アスペルガー症候群の当事者は短所やできないことだらけで、何の役にも立たない」と断定する方も散見されるが、それは早計であろう。個人差はあるが、その人が「強いこだわり」を持っている分野なら「集中力」や「粘り強さ」を発揮できる可能性があるのだ。ぼくは「こだわり」を持てる分野を常に開拓して、スキルの幅を広げ、少しでも組織の役に立てるよう、精進していきたいと考えている。

第2章

会社での仕事の一幕

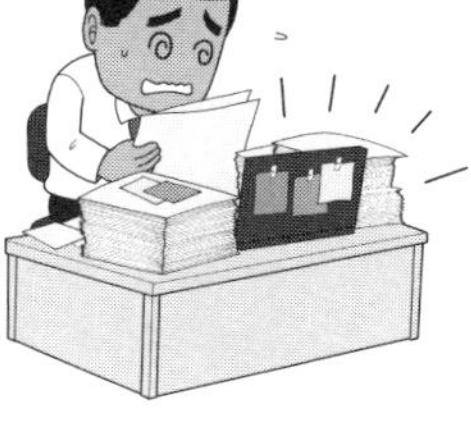

ホウレンソウのタイミング

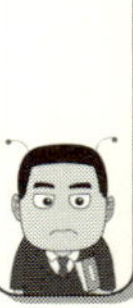

「権田、エクセルシートの修正の件はどうなっているのだ！」部長から指示された業務の進捗について聞かれた。

エクセルを使い、各拠点で毎月利用する勤務管理表を部長の指示で作成していたのだが、関数の設定が想像していたよりも難しく、作業が難航していた。拠点ごとにちょっとずつフォーマットが違うことも災いして、手間取っていた。部長に進捗を説明すると「まだその程度しか進んでいないのか！　なぜ、もっと早く相談しない！」とお叱りを受けた。見かねた部長はぼくのところへやってきて、パソコンの画面をのぞき込み、ボトルネックになっていた箇所を確認した。

部長から「ここはこの関数を使えば解決しないか。この箇所はこのまま進めればよい。ここは仕様書を今一度、確認せよ」と指示を受けた。ぼくは指示された内容をメモして修正に取りかかった。今までもたついていた作業が一気に進んだ。部長から「ボトルネックにさしかかってうまくいかないのなら、早めに聞いてくれ」と再び注意を受けた。

まるで、新入社員にするような注意を受けているが、これがぼくの実態である。「ホウレンソウ」のタイミングがうまくつかめないのだ。「報告・連絡・相談」を的確に行うのが仕事の基本であることは、頭ではわかっている。社会に出てから何度も上司や先輩社員に言われてきたし、秘書検定取得の勉強をした時にも重要事項として書かれていた。

ただ、過去の経験からあまりひんぱんに聞いていると、怒り出す上司や先輩社員がいたし、無能扱いされて何時間もそのことで注意を受けたこともあるので、なかなか「ホウレンソウ」のうまいタイミングが計れない面がある。五十歳にもなってどうなっているのだと言われそうだが、過去の失敗をどうしても忘れられないのかもしれない。

「困っている自分」が常態化

ある日曜日、ぼくは発達障害者向けのセミナーに参加した。内容はアスペルガー症候群をはじめとした発達障害者のコミュニケーションに関するものだった。発達障害者は「言われないとわからない」「同じ失敗を繰り返しやすい」「困っていることについて相談できない」といった特性がある。それらの根源は「気付くチカラ」が弱いからだというものだった。「困っていることについて相談できない」のはそもそも「何に困っているか」が自分でわかっていないからだと指摘された。アスペルガー症候群をはじめとした発達障害者は、物心ついた時から違和感を持って生活していることが多い。物事がスンナリいくことのほうがまれなので、いつも何かに困惑している。それが普通の状態になってくると「何かに困っている。どうすればよいか?」という問いかけができなくなるようだ。ぼくの業務上での「ホウレンソウ」の遅れやタイミングの悪さもこれに起因している可能性がありそうだ。

ぼくは社会に出てから問題を抱えるようになった「オトナの発達障害者」であるが、社会に出てからは円滑に仕事が進んだ記憶はほとんどなく、いつも上司や同僚に迷惑をかけていたような気がする。スムーズにこなせた仕事もあったのかもしれないが、どうも記憶には残っていない。仕事をしていて、いつも「うまくいかないぼく」という人間がいるのだ。その状態になると「どの状態が危険水域でどんなアクションが必要なのか」が見えていない。いきおい、「ホウレンソウ」は遅れがちになる。

こうした状況の改善策として、セミナーの講師の方から「心の萎縮と依存から脱却すればうまくいきますよ」と言われた。自分で物事を判断せず、他人任せにしてしまう傾向から抜け出そうというのだ。そのためには「自分は何がしたいのか」という問いかけが重要とのことだった。先刻のぼくの業務で言えば、部長から指示されたエクセルのシートを一刻も早く完成させたいという願望になる。こうした気付きがあってもうまく実行に移せるかは個人差があるし、これまで染みついてきた思考回路を百八十度変えるのはなかなか難しい。でも、チャレンジしなければいつまでたっても「ダメなぼく」のままなのもまた事実だ。

最近では、アスペルガー症候群をはじめとした発達障害者向けの状況改善セミナーや体験型のプログラムを実施している機関がある。ぼくも時間とお金が許す限り、こうしたセミナーに参加している。「ホウレンソウ」のような仕事の基本動作がうまくいかないとなると、会社で、チームで仕事をしていくのは困難さを覚える。どこまでできるかはぼく自身、よくわかっていないが、何とかこうしたコミュニケーションの稚拙さを脱却して、企業社会で働いていきたい。

会議の準備

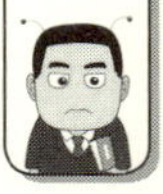

　ぼくが現在所属している会社では、年に三回、管理職が一堂に会して行う会議が開催される。会社のオフィスが入居しているビルの中にある大会議室を一日借り切って、朝から夕方まで、部署ごとの業績報告を行い、善後策を検討していく。
　そのため、会議の二週間くらい前から備品の準備や必要な資材の手配、当日配布する資料の印刷やレイアウトの確認を行っている。会議当日は早出をして、備品や資材を大会議室に運び込み、会場の設営を行う。スクリーンを設置して、搬入したプロジェクタを映して位置を確認、電源タップを配置して、会議資料や飲み物を配る。会議の準備は四十分ほどで終わるのだが、臨機応変に作業しないと開始時刻に間に合わないので、いつもピリピリしている。会場設営が終わって、部長から「引き上げてもいいぞ」と言われると、疲れがドッと出ることが珍しくない。
　お昼休みになると、参加者は会社の事務所に戻って昼食を取るので、ぼくは会議室で一人、荷物番をしている。健常者・一般の人なら新聞でも読みながら待機しているのかもしれないが、ぼくの場合、不審者が入ってきても過集中で気が付かないおそれがあるので、いつも手ぶらで時間が過ぎるのを待っている。総務部のメンバーが戻ってきたらお役御免となり、事務所に戻って少し遅めの昼食だ。会議が終わりに近づく夕方、終了時刻の少し前に会場へ出向き、後片付けをする。備品を撤収して、机を元の位置に戻す作業を行う。事務所に帰ったら備品を収納、翌朝に参加者が昼食で使った事務所内の会議室の掃除をして、一大イベントが終了する。

ざっと、年に三回行われる会議について書いてみたが、読者のみなさんは「会議の流れとアスペルガー症候群の話がどこでつながるのだろう」と疑問を持たれたかもしれない。

会議の準備はある程度マニュアル化されており、ある意味ルーチン業務だが、会場設営のような現場作業は準備全体の進み具合に気を配りつつ、遅れている作業があればフォローするといった動きが必要になる。参加者である管理職の方々も手伝ってくださるが、作業を仕切るのはぼくなのである。上司からも「キミが中心になって、会場設営を行うように」と指示されているので、ぼくが責任をもって作業しなければならない。

そこで問題になることがある。前述のような「進捗状況に応じて必要な作業をスムーズにこなしていく」という臨機応変な対応をすることに困難さを感じるのだ。

臨機応変に行動するというのはアスペルガー症候群の当事者にとって、どちらかと言えば、苦手なことに分類される。ビジネス雑誌の発達障害特集などで、アスペルガー症候群の当事者に向かない仕事として「飲食店の店員のような臨機応変な対応を求められる仕事」が挙げられていることが多いが、店員さんは注文を取り、注文を受けた飲食物を運び、時には追加のオーダーを聞いて対応し、おかわりを提供しているお店だったらお客の注文に応じておかわりを持って行くといったことをタイムリーにこなしている。

この「臨機応変」というキーワードで考えると、会場設営を実際に行う場合、ぼくの不手際から飲み物が配布されていなかった、説明時にスクリーンに光を当てるポインタの電池が切れていた、といったハプニングがどうしても出てしまう。慌てて対応するのだが、ちょっとでももたつくと上司から「権田、早くしろ！」と一喝される。一喝されると、余計に焦って、パニックになり、ますます作業が滞るという悪循環に陥ることが過去にあった。どうも、その場で考え、瞬時に求められている動きを理解し、円滑に物事を進めていくという作業が苦手なのだ。

しかし、会議の会場設営も回数を重ねていくうちに要領がわかってきて、最近はわりあいスムーズにこなせるようになってきた。以前のようなパニックに見舞われることも減ってきた。作業に入る前に搬入する備品のチェックを行うのだが、その際に前回うまくいかなかったことを手帳に書き出し、トラブルを未然に防ぐようにしている。また、会議の準備に際して、上司や同僚とコミュニケーションを積極的に取り、情報を共有するようにしている。

おかげで、現在の部署に異動してきた頃のように会議が近づくと憂鬱になるということはなくなり、準備にも積極的に関わることができるようになった。ただ、悲しいかな、アスペルガー症候群の当事者の場合、健常者が求めるレベルで、苦手なことを得意にすることは難しい。会場設営のような臨機応変さが求められる作業については、健常者の方のフォローが受けられる体制になっていると、安心して作業がこなせるようになる。個人差はあるが、アスペルガー症候群の当事者というのは得手・不得手の落差が大きい場合がよくある。不得手なことはできるだけ迷惑がからないレベルに引き上げる努力をするので、健常者の方々からもアドバイスや援助をお願いできるとありがたい。

レイアウトは図を描いてほしい

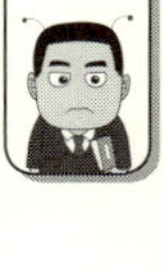

「会議室のレイアウトは会議やイベントがあると変更される。基本的な配置を説明するから覚えるように」

総務部に異動した初日に部長から指示を受けた。部長はぼくがアスペルガー症候群であることを知っていたためか、口頭で説明するだけでなく、メモ用紙を用意して配置図を描いてくださった。健常者の中には口頭でレイアウトを聞いて、自分の頭の中でそれを図に変換できる人もいると思うが、アスペルガー症候群をはじめとした発達障害者はそうしたことを頭の中で行うのが苦手な人もいる。部長はおそらく「図に描いたほうがわかりやすいし、間違いも少ないだろう」と判断したのだろう。それはアスペルガー症候群の当事者でも、健常者・一般の人でも同じである。ビジュアル情報があると、たいていの人は間違いなく作業することができる。

この件で思ったのだが、アスペルガー症候群の当事者にとってわかりやすい指示の出し方というのは、健常者・一般の人にとってもわかりやすいのではないだろうか。口頭による説明だけでなく、図や文章による資料があると作業内容に個人差が出にくくなり、誰が作業しても同じ結果が得られやすい。会議室のレイアウトだったらまだそれほど大きな違いは出ないと思うが、プログラムの修正作業になると文章や図で説明しないと意図が伝わらないことが多い。ぼくは上司が作ったエクセルのマクロを修正することがあるが、上司は決まって（手書きのメモだが）修正内容を紙に書いたものを持参して、それをもとに修正内容を説明している。これはぼくがアスペルガー症候群だからそうしているのではなく、IT業界でプログラムの修正を依頼する時は文章や図を渡すのが一般化しているためだと思っている。仕様書と呼ばれるものを作って、修正内容を明確にするのは普通に行われていることだ。

こうして考えてみると、図や文章による作業指示の補足は万人にとって有益である。特に間違ってほしくない作業や期限が決まっている作業は多少面倒でも図や文章で補足するのが望ましい。思ったような結果にならず、やり直しを余儀なくされるのは時間のムダである。一昔前は「以心伝心」や「あ・うんの呼吸」をよしとする風潮があったと思うが、現代の職場はいろいろな考え方やバックグラウンドを持った人が一つの職場に集まっているので、業務を確実に間違いなく遂行しようと思えば共通のモノサシで説明するのが賢明かと思う。

ぼくがサポートデスクをしていた某大手メーカーでは、外国籍の方も多く働いていた。日本に留学して日本語を学んでいるので、会話は日本語で十分行うことができる。メールのやりとりも日本語で普通にこなしてくださる方ばかりだった。ただ、思考回路は日本人とは違うところもあった。日本人的な「行間を読む」とか「察する」という発想は出てこないこともあるので、あますところなく説明する必要が出てくる。流暢な日本語を操っていてもやはり外国の方である。ぼくはパソコンのサポートをする時も、標準語で短いセンテンスで説明することを心がけていた。

話がちょっと大きくなってきたが、「グローバル化」や「ダイバーシティ」という言葉が叫ばれるようになり、日本も徐々に多様な人が働く労働環境になってきている（もうすでになっているかもしれない）。ぼくの当たり前は第三者にとってはそうではないケースも多々あるのだ。これまでのように「こんなことは常識だから、言わなくてもわかってくれるだろう」という期待は持たないほうがよい。

アルバイトの従業員が勤務先で悪ふざけをしている動画をSNSに投稿して、勤務先が特定され問題になったが、アルバイトの店員はよもや職場が特定されて問題になるとは想像できなかったのではないだろうか。若者であれば社会経験が乏しいからやむを得ない側面はあるにせよ、企業にとっては大きな損害である。ただ、こうした若い人を排除して業務が成り立つかと言えば、答えは「ノー」であろう。だとすれば、現場レベルで口頭による注意喚起をするだけでなく、図や文章でレジュメを作って、話し合いの場を設け、研修を行うということが必要になってくる。そうすることではじめて「こういうことが起こりうるのだな」といった気付きにつながり、共通認識が芽生える。

ぼくは耳から入ってくる情報だけではうまく対応できない面があるので、図や文章で補足情報をもらえると非常にありがたい。部長がアスペルガー症候群の特性を理解して会議室のレイアウト図を描いてくださったかどうかは定かでないが、ちょっとした気遣いをしてもらえるとうれしいものである。

過集中で失敗

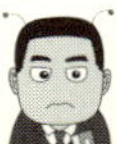

ぼくはアスペルガー症候群の特性で「過集中」の傾向がある。「過集中」とはある事がらに対する集中力が過度に高まって、他の事がらが目に入らなくなる状態のことである。仕事では得意なことだと何時間でも集中して取り組むことができるので、効率がいいというメリットがある。

例えば、会社の規程類に関わる法律が改正されていないか、条文を確認して、改正点があればその内容をチェックし、会社の業務にどういった影響があるかレポートをするといった根気のいる作業では有効だ。また、すでに記したように、受験勉強や資格試験の勉強で、高い集中力を活かすことで好結果に結びつくことがある。

ただ、仕事をしていると過集中で失敗してしまうことがある。まず、対応しなければならないことが複数ある場合、対応を忘れてしまって、慌てることがある。

ある時、システム開発を請負っているお客様に送る資料をチューブファイルにファイリングしていたが、どのファイルに綴じればよいのか、判断がつかない資料が出てきた。作業が立て込んでいたこともあり、後で担当者に確認しようという判断をした。後続作業を黙々と続けてきたが、チューブファイルを箱詰めして、宅配便で送る段階になって、綴じるのを保留していた資料の存在を思い出し、慌てて担当者に確認するという事態になってしまった。幸い、発送には間に合ったが、一つの作業に集中していると、他に対応すべきことがあっても、失念してしまうケースが多々ある。「シングルフォーカス」とでも言うべきかもしれないが、複数のことを同時に意識して、集中力を保つのが難しいのである。

もう一つは、社長が「お先に失礼します」と言って退勤したにもかかわらず、資料作りに没頭していたぼくは、それに気付かず黙々と作業をしていたことがあった。部長から「社長がお帰りになったのに気付かなかったのか？」といぶかしがられた。大過ないことかもしれないが、一般的には「お疲れさまです」と声をかけるのが適切であろう。しかも相手は社長である。気付かなかったとはいえ、失礼な話である。

健常者は、個人差はあれど複数の事がらに注意を向けつつ、スムーズに業務をこなしていく力が備わっているが、アスペルガー症候群の当事者は概して、こうした作業が苦手なケースが多いように思う。注意すべき物事が複数あると混乱して、パニックになるという当事者も中にはいるようだ。

少しでも「過集中」による問題行動を改善するにはどうすればよいか、ぼくなりの見解を述べてみたい。

先ほどの失敗例で挙げた、ファイリングすべき資料の綴じ込みを忘れてしまうといったケースに対しては、注意を払わなければならない事象が発生した時点で即座にメモを取り、自分に対して「注意が必要だぞ！」と言い聞かせておく方法があると思う。上司や同僚に「綴じ込み先がわからない資料が出てきました」と伝えて、情報を共有しておき、万一の場合は声かけをしてもらえるような環境を整えておくのも有効だ。こうしておくと定期的に「綴じ込み先がわからない資料については確認を取ったか？」と周囲も注意を払ってくれる（過信は禁物だが）。自分一人で管理するのが苦手だったら、上司や同僚を巻き込むのも一案だ。

また、時間が経過するのをまったく意識できず、業務管理に支障が出るようなケースについては障害者職業センターの方から「時計のアラーム機能を活用して、時間を区切って作業するようにしてみてはいかがですか」とアドバイスをいただいた。執務室で大音量のアラームを鳴らすわけにはいかないので注意は必要だが、今度試してみようと思う。

「過集中」はいわば諸刃の剣である。仕事で役に立っている面もあるし、上司や同僚に迷惑をかけている面もある。「長所と短所は表裏一体だ」と言う人がいるが、まさにその通りなのかもしれない。一つのことにものすごい集中力を発揮できるのは美点だが、やるべきことがお留守になることがあるのはやはり問題である。これからは有益な面は積極的に活用し、ビジネスパーソンとしての力量を更に向上させ、問題点については上司や同僚に迷惑をかけないように対策をとって、改善に努めたい。

その一言が言えない

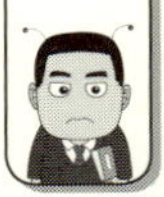

「♪言えないのよ～　言えないのよ～」

これだけで工藤静香のヒット曲だとわかった方はぼくと同年代の方だろうか？言いたいことが言えなくて、失敗した、気まずい思いをしたという経験は、みなさんお持ちなのではないかと思う。ぼくにもその一言が言えなかったばかりに、会社で失敗した経験がある。

それは、管理職の会議でのできごとである。会議の資料を参加者に順次配布していたのだが、一部だけ余った。ぼくは同僚に確認せず、参加者の一人である社長に渡してしまった。本当は事務局担当者用だったのだが、それを社長に渡してしまったため、資料を一部、余分に印刷することになってしまった。同僚からは「確認してから配布してくれよ」と注意された。確かに「この資料、どうしたらいいですか？」と確認すれば済む話であった。

また、このようなこともあった。ぼくは上司から資料の作成を依頼され、「午前中に提出します」とあらかじめ上司に伝えていた。資料作成が完了したので報告しようとしたのだが、上司から「今、手がふさがっているので、ちょっと後にしてくれ」と言われて、報告するタイミングを逸してしまい、途方に暮れていた。後で報告すればいいだろうと思いそのままにしていたら、しばらく経って上司から「権田、いつになったら報告してくれるのだ！」と催促を受けた。上司に催促されてから業務報告をするようではビジネスパーソンとして失格である。上司に「後にしてくれ」と言われた時に「お手すきになりましたら、声をかけて下さい」と一言、言っておけば、回避できた事案である。

どうして「その一言」が言えなかったのであろうか。まず、管理職の会議での不手際は「確認するともめるのではないか」という勝手な思い込みがあったと思う。最初に入社した会社でことあるごとに先輩社員から暴言を受け、食ってかかるような言動を受け続けてきた。いつしか「また何かイヤなことを言われるのではないか」と身構えるようになっていた。

二つ目に考えられるのが、想定外のことや思ってもいなかったことが起こると、パニックを起こしてしまって、気が回らなくなっていたということが挙げられる。健常者・一般の人でも想定外のことが起きると、大なり小なりパニックを起こすことがあると思うが、アスペルガー症候群をはじめとした発達障害者はその度合いが桁外れに大きいケースがある。また、健常者・一般の人なら難なく対応できるレベルのイレギュラーな事象でも、アスペルガー症候群をはじめとした発達障害者はうまく立ち回れなくなる場合が多々ある。

三つ目に考えられるのは、想定外のケースでどう言ったらいいのか思いつかないということだ。ぼくは秘書検定二級を所持しているが、受験勉強の過程で、コミュニケーションの基礎というべき動作について、習得することができた。上司に業務報告をする際には「○○の件についてご報告させていただきたいのですが、今お時間よろしいでしょうか?」と確認するのは基本中の基本である。勉強やセミナー、講演会を通じて学び、脳のデータベースにインプットされていることには対処できるが、そうでないことはお手上げというのが現状だ。健常者・一般の人なら状況を理解して、とっさに必要な言葉を出せるのかもしれないが、そうしたとっさの判断があまり得意でないのもアスペルガー症候群の当事者の特性であろう。

「その一言」を言えるようにするには

他人とのコミュニケーションが苦痛というのは、過去の苦い経験から確かに一朝一夕で克服が難しい面がある。しかし、職場で必要な会話をしなくなったら、業務が円滑に進まないのも事実である。多少ストレスは溜まるが、それでも必要なことは確認して齟齬のないように努めるのが、ビジネスパーソンとしての務めであろう。パニックになった場合は、その場をちょっと離れて一呼吸置けると、うまく対処できるかもしれない。水を飲む、顔を洗うといったことができるとベターだ。

最後に挙げた「適切な表現が思いつかない」という不具合は業務を進めていく過程で、都度必要な表現を学び、自分のものにしていくだけでなく、何がしかの体系的な学びを継続する必要があると思う。ぼくは最近、上司・管理職の立場を理解すべく、ビジネスマネジャー検定の勉強を始めた。今度、実際に試験を受ける予定だ。上司・管理職がどのような立場・視点で業務を考えているのかを知ることで、必要なコミュニケーションを考える一助にしたいと思っている。

ぼくが社会に出てから四半世紀が過ぎた。齢五十を迎えたが、企業社会でのコミュニケーションにこの年齢になっても、確固たる自信はない。足りないものを見つけては足していく作業の繰り返しである。

会社でトラブルになったら

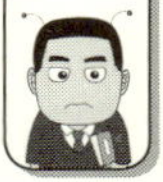

まず診断を受けるべし

会社でアスペルガー症候群が原因と思われる仕事や人間関係でのトラブルが発生した場合は、どうすればよいだろうか。

同じ失敗を何度もする、場の空気を乱すような言動を繰り返してしまうといった状況でも、周囲の人から「○○さんは仕方ないな」「天然なのかな」と言ってもらえる人がいる。そんな人はまだしも、上司や同僚から疎んじられて「ダメなヤツ」というレッテルを貼られ、居場所がない、果ては解雇のおそれがある状況にまで追い込まれている人はすぐに対策をとる必要がある。

まずはアスペルガー症候群などの発達障害の可能性がないか、医療機関で受診して確認を取ってほしい。そうした状況にあっては「休みが取れない」とか「どこに発達障害を診断できる病院があるか、わからない」などと悠長なことを言っている余裕はないはずだ。休みは「ちょっと所用で休みます」と言って強引に取ればよい。もともと有給休暇取得に理由を述べる義務はないのだ。そして「どこに発達障害を診断できる病院があるかわからない」という人はインターネットで検索すれば案外見つかるものである（ぼくもインターネットで病院を探し当てた）。最近は発達障害に関する知識も普及しつつあるので、会社の人事部や管理職に発達障害に関する知識を持っている人もいる。場合によっては会社から医療機関の受診を勧められるケースもあるだろう。受診の義務はないにせよ、拒み続けると「何か隠しているのではないか」と勘繰られて、心証を悪くする可能性があるので、注意が必要だ。できれば会社から言われる前に診察を受けたほうが無難である。

診察を受けてみるとアスペルガー症候群やＡＤＨＤのような発達障害ではなく、うつ病や統合失調症のような精神病だったということもあるし、単に職場が合っていないだけというケースもある。いずれにせよ、原因を特定させて対策をとる、指針を得るのが診察の目的である。

では、原因が本当にアスペルガー症候群やＡＤＨＤのような発達障害だったらどうすればよいのか。まずは診断を出した医師に「どんな特性があって、どんな点に注意すればよいか」を確認することだ。ぼくの場合は「ＩＱはデコボコが激しいですが、健常者の平均値と変わりありません。知的な活動、つまり仕事を覚えて資格を取ることはできます」と説明を受けた。また、「裏表のない性格なので、正直な人とも言えます」と言われた。「発達障害ですね」と言われて終わりだったという話も聞くが、自分から意見を求めて食い下がる姿勢も大切だ。医師によっては支援機関を紹介してくれるケースもあるので、一度訪ねてみるのもよいだろう。インターネットでも支援機関を探すことは可能だが、支援のレベルや自分との相性があるので、一度足を運んでみることをお勧めする。

ぼくも支援機関を利用しているが、担当者と直に会って、求めている支援を得られそうだ、担当者と相性が良さそうだと判断してから支援を受けている。会社でのトラブルについて意見を求めることもある。例えば、会社でバインダーにインデックスを貼る仕事を指示されたが、うまく貼れず、難渋したことを支援機関の担当者に話したら、画像入りのファイル付きで対策を書いた電子メールが届いた。送られてきたメールの通り作業したら、概ねうまくいった。ぼくは手先が不器用なので、この手の問い合わせをすることがよくある。支援機関は上手に利用してほしい。

「オープン」か「クローズド」か

ところで、アスペルガー症候群のような発達障害が判明した場合、会社に告知するかしないかは非常に悩ましいところだ。うかつに会社に話してクビになったという話も聞いたことがある。アスペルガー症候群のような発達障害を抱えて転職することは若い人でも容易な話ではない。さりとて、いつまでもクローズド（障害を隠すこと）でやり過ごせる人ばかりかというとそうではなさそうだ。そもそもクローズドでやり過ごせるレベルの障害者だったら、上司や同僚から疎んじられて、会社に居場所がないといった状況には陥らないはずである。

ぼくの場合もクローズドで通そうとしたが、仕事でのミスを連発して隠し通せなくなった。ある日、上司に呼ばれて「何か隠しているのか！」と詰問され、やむなく障害を告知することになった。クビは何とか免れたが、人事考課は大幅に下がった。給料やボーナスも大幅に減った。クビにならなくとも障害を告知すれば不利益は免れられない。そうすると何とかごまかして、言い訳を考え、職場にしがみつこうという人も出てくると思う。

アスペルガー症候群の当事者の中にも知能に遅れがないとはいえ、ＩＱが知的障害者の数値とのボーダーライン上にあるという人もいると聞く。こうした人に、「スキルアップだ！」「自己啓発だ！」といっても難しい面があると思う。ただ、一つ言えることは、障害特性によるトラブルで職場に居場所がないレベルの人が二十年、三十年という期間、障害を隠し通すのは至難の業だということである。一生懸命取り繕ってもいずれは露見すると思っておいた方がいい。当事者の置かれている立場にもよると思うが、独身で親元暮らしの人だったら障害者枠で転職することを検討するのも一案であろう。ぼくのような既婚者で子どもがいるケースでも、障害者枠での転職を検討しているくらいだ。

障害を会社に告知するか、しないかについてはぼく自身も、特効薬を持ち合わせていない。ただ、「何が起こっても食べていけるように自己啓発やスキルアップに努めていきたい」という思いは強く持っている。

新入社員時代

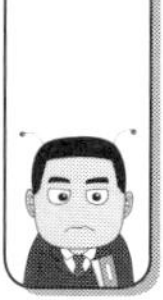

今から四半世紀ほど前のことになるが、ぼくは某大手総合商社の子会社であるＩＴ企業に入社した。東京配属になって、地元を離れることになり一人暮らしを始めた。学生時代、コンピュータの「コ」の字も知らなかったぼくは、新人研修で一からコンピュータについて勉強した。二進数や十六進数もデータ形式を理解するうえで必要だったので、先輩社員に教わった。「ＣＯＢＯＬ」（当時、一般的に使われていたコンピュータ言語。事務処理向き）で簡単なプログラムを書き、先輩社員に指導を受けながら、取引先のメーカーに納品するプログラムの一部を作った。

こうして書いてみると「なんだ、ごく普通の新入社員じゃないか」と読者の方は思われるかもしれない。でも、ちょっと目を覆いたくなるような言動もこの頃から目立ち始めていたのだ。

ぼくは入社後、三か月間の新入社員研修を経て、親会社である大手総合商社のシステム部門に出向になった。そこで、簡易言語（前述のＣＯＢＯＬに改良を加えたコンピュータ言語）を使って、経理部門で利用するプログラムの開発を担当することになった。先輩社員に指導を受けながら、ぼくは仕事を少しずつではあるが、覚えていった。

ある日、自社のオフィスで勤務している先輩社員から電話で「同期の○○が持っているゲームソフトのフロッピーディスクを社内便で送ってほしい」という依頼を受けた。ぼくはフロッピーディスクを受け取り、社内便の箱に入れた。ここで、問題が起こったのである。くだんのフロッピーディスクにはいかにもゲームソフトであることが明白なラベルが貼られていたのに、それを封筒や紙袋にも入れずに輪ゴムで留めただけの状態で送ろうとしたのである。

それを見た同期の新入社員に「ゲームソフトを社内便で送るヤツがあるか！　ここは親会社、お客様のオフィスだぞ！　社内便は本来、仕事で使うものを送るためのものだ！　それにゲームソフトをむき出しで送るとはどういうつもりだ！」と注意された。ぼくは自分の配慮のなさにがく然とした。社内便は確かに業務で使うためのものである。それで業務と明らかに無関係と思われるゲームソフトを送ったら、周囲の人は間違いなく不快に思うだろうということを想像できなかったのだ。ただ、自分が頼まれたことを淡々と実行しているだけだった。これでは学生アルバイトと大差ないし、社会人として給料をもらう立場としては失格である。

また、ある時はこんなトラブルがあった。親会社である大手総合商社の情報システム部門に配属された新入社員と、懇親会でお酒を飲む機会があった。先方にはぼく好みのかわいらしい女性社員もいて、ぼくは少し浮かれた気分になっていた。お酒が進んで、つい気が緩んだのか、ぼくは「オマエ！」と相手方の新入社員に呼びかけてしまった。一瞬、周りは凍りついた。そのあと、気まずい空気が流れて、親会社の新入社員にドン引きされた。

新入社員とはいえ、相手は「お客様」である。それなのにぼくは「オマエ！」などという、その場にふさわしくない言葉を使ってしまった。「自分の立場を理解していない」と言われても仕方のない言動だ。どうもぼくはお酒が入ると気が緩むのか、こうした失敗が学生時代から多かった。学生時代は「仕方ないなあ」で済まされていたことも、社会人になるとそうはいかない。ぼくはお酒を飲むのが怖くなった。

こうした失敗は誰でも、多かれ少なかれあるのかもしれないし、新入社員で未熟だっただけという見方もできる。ただ、今から考えてもぼくは「レベルの低い新入社員」だったことは間違いない。一般的に考えたら、当然理解していなければならない常識が欠落していた。これが「アスペルガー症候群」の特性かもしれない。

この頃からぼくは徐々に自分が、周囲の人と何かが違っていることに気付くようになっていった。ただ、当時はアスペルガー症候群のような障害があるとはまったく思っていなかった。当時はアスペルガー症候群をはじめとした発達障害はほとんど知られておらず、インターネットで検索して情報を集めることもできず、発達障害を診断してもらえる医療機関も少なかった。

ぼくはビジネス書を読み漁り、上司や先輩社員から厳しい指導を受け、状況を改善しようと努力した。そのかいがあって、入社三年目、親会社の帳票出力を扱うコンピュータ室のオペレータをしていた時に、当時の上司から「情報システム部の人から『権田君、少し変わってきたね』と言われたぞ。その調子でがんばってくれ！」と励まされた。ただ、人事考課は芳しくなく、やはり会社が思ったような成長ぶりではなかったようだ。ぼくはこの段階ですでに同期からかなり後れを取っていた。

現在のように発達障害に関する知識が普及していて、診察を受ける機会に恵まれていたら、ぼくはこの時点で「アスペルガー症候群」の診断を受けていただろう。それくらい、ぼくは奇異な「新入社員」であった。

忘れないうちに行動

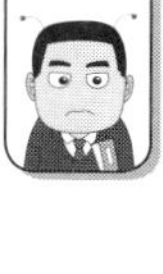

これはぼくが最初に入社した会社に在籍していた時の失敗談である。
「権田、なぜ報告をしてくれなかったのだ！」と、上司から厳しい声が飛んだ。コンピュータ室のオペレータをしていた親会社の嘱託社員から足の状態が冷えてよくないので、コンピュータ室の温度を上げてもらえないかという申し入れがあった。ぼくはそれを失念してしまい、上司に伝えていなかったのだ。上司が不在だったので、後で報告しようとして忘れていたのだ。

　上司からは「大事なことは忘れずに報告しないとダメじゃないか！」と叱られ、ぼくは「いらっしゃらなかったので、つい忘れてしまいました」と、つい本当のことを言ってしまった。そうすると、上司は「どうしても覚えているのが難しいようだったら、メモを残すようにしてくれ。後でぼくがフォローするから。何事も忘れないうちに行動するようにしなさい」とアドバイスしてくれた。ぼくは社会人になってから初めて、自分が忘れっぽいところがあることに気が付いた。上司に報告すべきことを忘れてしまう、緊急度の高くない仕事（その日の夕刻までに完結させるようなもの）を依頼されると「まあ、ゆっくりやればいいや」とノンビリ構えてしまい、そのうちにくだんの業務を頼まれていたことすら記憶から消え、締め切り直前になって、依頼してきた先輩社員に「頼んだ仕事はどうなっている！」と言われてハッと思い出す、といった失態を繰り返していた。

ぼくは医師からＡＤＨＤ（落ち着きがない、物忘れをする、衝動的に行動してしまうといった特性の発達障害）の診断は受けていないが、どうも物覚えがあまりいいほうではなく、上司や先輩社員に迷惑をかけることがしばしばあった。

先ほどの「夕刻までに完結させる仕事」は書類のファイリングだったので大過なかったが、やはり指示をした先輩社員は気になったようで、慌ててファイリングを始めたぼくに「納期が夕刻の仕事を午後一番に仕上げても誰も困らないし、文句を言われることもないが、それが翌朝になってやっとできたとなると、みんなに迷惑がかかる。キミは新入社員なので、そんなに業務がいくつも重なることはないはず。忘れないうちにすぐやるよう、習慣づけたらどうだ」とアドバイスされた。悪気はまったくないのだが、ぼくはこの頃からちょっとおかしな行動をしていたようだ。

いつの間にかぼくには、上司や先輩社員から「権田は物忘れが多いので、仕事を任せられない」というレッテルが貼られていた。いつも「今度は大丈夫だろうな?」と念を押す先輩社員もいたくらいだ。そこで、ぼくは「依頼された仕事は可能なかぎりすぐ着手する」「納期よりも前倒しで完了するように意識して業務に取り組む」ということを実践した。最初はなかなかうまくいかなくて「オマエ、またトラブルかよ!」と渋い顔をする先輩社員もいた。しかしながら、指示された業務を正確に前倒しでできるようになってくると、先輩社員も「権田、やればできるじゃないか」とほめてくれるようになった。

「依頼された仕事はすぐに着手する」「仕事は前倒しで完了させる」といったごく当たり前のことを理解するのに失敗したり、先輩社員に叱られたりしないと身につかないというのは、やはりぼくがアスペルガー症候群の当事者であった証左であろう。最終的には身についたので、学習能力がないわけではない。ただ、優秀な健常者と比較すると、時間も手間も明らかにかかっている。暴論かもしれないが、デキのいい健常者だったら、このレベルのビジネススキルは上司や先輩社員に指摘されずともビジネス書を読んだり秘書検定のような資格を取るという方法で、学生時代に習得済みかもしれない。その点からすると、ぼくは誰が見ても「劣った存在」だったと思う。

話を元に戻そう。ぼくは「納期通りに仕事ができない」「物忘れが多くて信用がない」というダメダメビジネスパーソンから何とか脱却する糸口を見つけた。以来、二十数年ずっと注意してきたのは、「ぼくは忘れっぽいので、依頼されたことはすぐにアクションを起こす」ということだった。先日も上司が会議中の時に、急ぎの業務報告を忘れそうな気がしたので、すぐにメールを出しておいた。それを見た上司は「ぼくが戻ってから口頭で報告でもよかったのではないか?」といぶかしげな顔で指摘したが、ぼくは「申し訳ありません。忘れるとよくないと思い、メールさせていただきました」と答えた。上司は「そうか」と言ってそれ以上は、何も言わなかった。

ぼくがこのことを通じて感じたのは「アスペルガー症候群をはじめとした発達障害者もゆっくりではあるが、発達する」という事実だ。健常者・一般の人に比べると緩やかで拙いが、その人のペースでいろいろなことを学んでいるのである。

吃音と電話対応

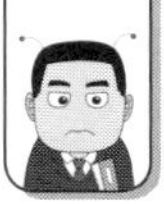

会社に電話がかかってくると、まず受話器を取って社名を名乗る。一見、何でもないことのようだが、吃音《きつおん》（いわゆる「どもり」のこと）があるぼくにとって、電話は難敵である。前職では社名を名乗るという基本的な対応でもどもることが多く、当時の上司から外線電話を取ることを禁じられた。上司に「電話口でいきなりどもられたら、相手はどんな気持ちになるか、考えてみろ！」と言われ、吃音があることをなじられた。

なぜぼくはどもってしまうのか、いろいろ調べてみたが、「吃音」の根本的な原因ははっきりわかっていないらしい。東京で働いていた時に参加した吃音者のサークルで聞いても「詳しい原因はよくわからないというのが実情ですね」という答えだった。たまに吃音を研究している団体の方がサークルの会合にゲストで呼ばれて話を聞く機会があったが、そこでも「原因はよくわかっていない、絶対的な治療方法も確立されていない」と言われたことを記憶している。

それから二十年近くが経過した。現在勤めている会社で総務部に異動してから、ぼくは再び吃音者のサークルに加入し、時々、会合に出るようになった。そこで聞いても、答えは東京で聞いたものと大差なかった。巷には「吃音矯正所」があり、一定の成果を上げているところもあるようだが、サークルにいた人の中には通っても治らなかったという人もおり、万人に向くものではないらしい。

ぼくの場合は吃音があるとともに、アスペルガー症候群の当事者という肩書がある。診断を受けた時、お医者さんから「権田さんは対人緊張が強いですね。時々、言葉に詰まるのはそのせいかもしれませんね」と指摘された。確かにどもるのは主に職場である。家庭で家族と話をする時はほとんどどもらない。吃音者のサークルで会合に参加している時もそうだ。ぼくの場合はどうも、吃音はアスペルガー症候群と関連がある可能性が高そうだ。

職場で吃音がひどくなる原因として、大きく二つくらいありそうだ。一つは「職場」というオカネをもらって働く環境であることが考えられる。どうしても「うまく立ち回らなければ」「失敗してはいけない」という意識が強く働く。ＩＴ企業の総務部なので、銀行の窓口やホテルのフロントの担当者の方のように懇切丁寧な口調で話す必要はないが、やはり「総務部」という会社の顔ともいうべき部署なので、一定レベルの対応は求められる。電話口で社名を名乗ることすらしどろもどろではイメージが悪いと言われても、反論するのは難しい。やはり、社名くらいはスムーズに言えるのが当然かもしれない。

もう一つの原因として「仕事に対する自信のなさ」が考えられる。ぼくは最初に勤めた会社に入った時、コンピュータの「コ」の字も知らないズブの素人で、ITに関する資格は何も持っていないという真正の「業界初心者」であった。当然、仕事に対する自信はまったくなかった。いつもオドオドしていて、日々、繰り返される未知の体験に恐怖すら覚えている状態だった。電話が鳴って、受話器を取り、お客様の話を聞く時も常に不安を感じていた。この時のどもり方はハンパではなかったらしく、上司や先輩社員から「そんなこともできないのか！　オマエ、仕事する気あるのか？」とひどいことを言われる始末だった。

吃音は少年時代からあったが、中学、高校、大学と進むにつれて、状態はマシになっていった。勉強が普通にできたこと、陸上競技をやっていて、足が速いといった特技を持っていたこともあり、自信に満ちていたと思う。学生時代は精神的に安定していたので、吃音が出にくかったのだろう。それが、社会に出て一からいろいろなことを習得しなければならない環境に置かれると、途端に精神状態が不安定になって、吃音がひどくなったという面は否定できない。仕事に必須の資格になかなか合格できないという重圧に加え、仕事上のミスの多さによる挫折感で、自己肯定感が極端に低下していたように思う。吃音が深刻さを増していったのは、当然の成り行きだったのかもしれない。

ぼくなりの「職場での吃音をなくす」ための結論は、「仕事に対して、一定レベルの自信を持てるようになること」である。現在の会社に入社して、最初に配属されたヘルプデスク業務では過去に経験した業務で内容に精通していたことに加え、お客様にも恵まれ、当初は順調だった。電話を受けることも多かったが、どもることはまれであった。お客様からも名前を覚えてもらって、出張時のお土産をいただいたり、異動する時にあいさつを受けるといったこともあった。ぼくはこの時、はじめて仕事で充実感を味わったのである(後にウマの合わない上司が赴任してきて、ヘルプデスクの職を追われるのだが、それは別の機会に話そうと思う)。

ぼくは現在、再び自信喪失の状態になっているが、ビジネスパーソンとしてもう一花、咲かせたいと思う。上司に「電話くらいちゃんと取れよ！」と言われないよう、吃音を乗り越えていきたいものである。

フリーター時代

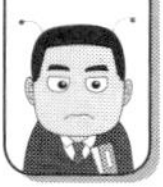

人にものをたずねるのが怖くなった

ぼくは最初に就職した会社を辞めた後、関西に帰って一年半ほどフィットネスクラブに通って体力作りを行い、懸案だった第二種情報処理技術者試験（現在の基本情報技術者試験）を取得して、フリーターをしながら再就職先を探していた。物流会社で約一か月、郵便局では九か月ほど、フリーターとして働いた。フリーター時代はさほど大きな仕事上のトラブルはなく、一見平穏そうな暮らしぶりだったと思っていたが、よく思い出してみると、この時にもアスペルガー症候群の兆候と思われるトラブルがあった。

ぼくは父の紹介で、とある物流会社でアルバイトとして働いていた。出荷する荷物をピッキングしてカゴに入れていく作業があるのだが、ある時、判断のつかない物品の名称が指示書に書かれていた。同僚に確認すれば済んだのに、ぼくは「多分、これだろう」と思って、カゴの中に適当な物品を入れた。それが、とんでもない間違いだった。

ドライバーの方が間違いに気付いて指摘してくれたので、大事には至らなかったのだが、正社員の方に「なぜちゃんと確認しないのだ！」と叱られた。これには二つ、問題がある。

まず、他人に確認するという行為に苦手意識があったことだ。最初に就職した会社ではちょっと何か聞くと、食ってかかられたり、思いもよらないことを言われたりした経験から、「他人にものをたずねる」という行為に強い苦手意識が芽生えていたのは否めない。「何を言われるかわからない、怖い」という後ろ向きの考えがこびりついていた。

また、自分の頭の中で「こうに違いない！」と思い込んでしまうと、それを修正するのが、困難な状態であった。他人を頼るのは難しい、ならば自己の判断で何とかしようと勝手に思い込んでしまって、しなくていい失敗をするという図式ができあがっていた。結果は会社の人にかけなくてもいい迷惑をかけて、叱られる、評価が下がるというパターンだ。

ぼくも「わからないことは上司や同僚に確認する」という基本動作の重要性を頭

ではわかっている。でも、実務でいざそういう状況になると、かつてのイヤな記憶や思い出がフラッシュバックしてきて、それを妨げてしまうのだ。何とも始末が悪い。

権威のある人に盲従する

また、郵便局のアルバイトで、ぼくは郵便物の袋をドライバーの方から受け取って、台車に乗せる仕事をしていた。荷物が到着する時刻には集荷場で待っていなければならないのに、古株の人に促されて、時々休憩室でサボっていることがあった。古株の人に促されたとはいっても、職場のルールには確実に違反する。自分より権威のある人の言動に盲従してしまう傾向は「先輩に逆らうとひどい目に遭う」という最初の会社での経験に由来する。それが、職場のルールに矛盾していても気付かないのだ。明らかに想像力が欠如していたと思う。もっとも、このサボリ癖のあった人は後に職員の方の逆鱗に触れて、別の部署に飛ばされてしまった。

こうして見てみると、フリーター時代にもアスペルガー症候群の兆候と思われるトラブルは抱えていたようだ。ただ、仕事の内容が正社員時代に比べると割合に単純だったこと、物流会社や郵便局といった人間関係がさほど濃密ではない職場だったことから大事に至らなかっただけだと思う。

この本を手に取ってくださっている方の中にも、当時のぼくと同じ立場の方がいらっしゃるかもしれない。ぼくの話を聞いて「心当たりがある」「似たような経験をしている」「それよりももっと深刻なトラブルを抱えている」という方はどれくらいいるのだろうか。似たようなトラブルを抱えていて、アスペルガー症候群を含めた発達障害の診断を受けたことがないという方は一度、専門医の門を叩いてみるのも一考だ。もっとも、それほど大事に至っていない、職場での立場も危機にさらされていないという方に無理強いをすることはできないが……。

アスペルガー症候群を知った時

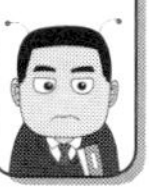

何かがおかしい

ぼくはフリーターから東京都内にあった非鉄金属の専門商社のＩＴ担当に転身した。社員数が支店の人員も含めて三十名足らずの企業だったので、最初は「みんなとうまくやっていこう！」と張り切っていた。

ただ、最初の会社で人間関係の構築にすっかり自信をなくしていたぼくはやがて、会社の飲み会や大事な業務が終わった後の打ち上げを欠席するようになった。そこに会社の業績不振が加わって、リストラの対象になりあえなく退職に追い込まれた。

その後、現在勤めている大手メーカー系列のＩＴ企業に就職した。親会社である大手メーカーでＩＴ関連のヘルプデスクとして数年間は順調に仕事をしていたのだが、ある時、ぼくの部署に新しい上司が赴任してきた。ぼくはその上司とことごとく意見が合わず、だんだん心を病んでいった。やがて、うつ病を発症し仕事がほとんどできなくなったので、パソコンのキッティングをする部署へ異動になった。

　異動後も「作業手順が覚えられない」「同じミスを繰り返す」というトラブルが続き、上司から激しい叱責を受けるようになった。うつ病はますますひどくなって、ぼくは薬漬けでフラフラになりながら会社に通っていた。

「これはおかしい！」と思い、インターネットで調べてみると「アスペルガー症候群」という知能に遅れのない発達障害の一種に状況が酷似していることに気付いた。ぼくは診断してもらえる病院を探して、受診した。結果はやはり「アスペルガー症候群」だった。これが、ぼくが自身の障害に気付いた経緯である。

　ぼくがアスペルガー症候群であることを知った時、家内は意外に冷静だった。うつ病がなかなか治らない状況から、この手の障害ではないかと薄々感じていたらしい。一方で、会社の上司には当初、障害のことを話さないでおこうと思っていた。話しても理解は得られないだろうし、クビになっても困るという判断からだった。

　ところがそうもいかず、パソコンの誤配を短期間で二度も起こすという失態を犯してしまい、ぼくの信用はガタ落ちになった。上司に別室へ呼び出されて「権田、何か隠しているだろう！　はっきりしろ！」と詰め寄られた。ぼくはこれ以上、隠すのは無理と判断して、障害のことを打ち明けた。上司は「面倒な部下を持ってしまった」という怒りの表情を浮かべていた。クビにはならなかったが、これ以降、人事考課は極端に悪くなった。

配慮を受けるのは難しい

もちろん、配慮するという意識は当時まったくなかったようで、やがて仕事を取り上げられ、単純作業しか任せてもらえなくなった。こうしたパソコンのキッティング部署での悪戦苦闘ぶりを見かねたヘルプデスク時代の同僚（この時、すでに別の部署で管理職になっていた）が、「何かあったの？　よかったら話を聞かせてくれないか」と声をかけてくれた。ぼくは、アスペルガー症候群という障害の当事者であること、その特性のために業務上、困難があることを話した。また、「現代医学では完治しない」旨を伝えると「それは大変だったね」と労ってくれた。

また、ぼくの会社には社員代表制度があり、この「社員代表」を通じて会社に様々な要望を出し、意見交換を行っている。ぼくは社員代表にもアスペルガー症候群の話をしたが、社員代表の反応は冷たかった。ぼくが所属していた部署の社員代表は「そんな個人的な話には興味ないよ」「管理職はメンタルヘルスや発達障害のことを勉強している。配慮してもらえないのは権田さんの努力不足」と一蹴された。ぼくは何も言葉を返せなかった。

ぼくがアスペルガー症候群の診断を受けたのは、発達障害がようやく世の中に認知され、診断してもらえる医療機関も充実してきた時期だったが、まだまだ一般の人の関心は薄かった。中には「面倒な人が同僚にいるのはイヤだな」とあからさまに態度で示す人もいた。特にぼくが所属していた部署の部長は、「オレは決してアスペルガー症候群などというものは理解しないぞ！　そんなものは甘えだ！　よく覚えておけ！」と言わんばかりの態度だった。

職場でアスペルガー症候群をはじめとした発達障害を告知するかしないかは、個々のケースで判断が分かれると思う。ぼくの場合はクローズドを志向したが、業務上のトラブルから隠し通せなくなり、やむなく告知するに至った。障害を隠して働くには障害の程度が重すぎたのかもしれない。ただ、この時感じたのは「告知するのも地獄、隠すのも地獄」ということだ。告知すると「甘えだ！」「根性で治せ！」とののしられ、隠せば絶対に失敗できない状況に追い込まれた。この頃にはまだ「合理的配慮」という考えは浸透しておらず、何とも難しい時代であった。

指差し呼称

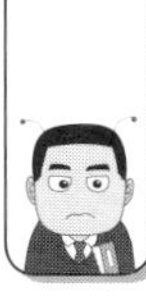

「○○、ヨシ！」

これは「指差し呼称」の際のかけ声である。指差し呼称とは、危険予知活動の一環として作業対象、標識、計器類に指差しを行い、その名称と状態を声にして確認する動作であり、製造業の現場ではよく行われている。ぼくは会社の郵便受けのカギをキーボックスに返却する時や、工具やＤＶＤドライブのような会社の備品を所定の位置に戻した時に指差し呼称をしている。

なぜ、指差し呼称を行うようになったのかをお話ししよう。ぼくはアスペルガー症候群の診断を受けた時にお医者さんから「権田さんは視覚認知が弱い傾向があります。見落としや見間違いが健常者より多いと思われます」と指摘された。確かに書類の誤字脱字に気が付かない、パソコンキッティング作業で付属品が入っていないのを見落とすといったミスが他人より多いので、自分でも「おかしいな」という思いはあった。それが、アスペルガー症候群という脳の障害のせいだったとは思いもよらなかった。そこで会社の産業医の先生と面談した際に「見落としや見間違いが多いという特性があり、業務でも困っている」旨を話したところ、先生から指差し呼称の励行を勧められたのである。健常者にも有効な手法で、先生によると「アスペルガー症候群の方にも効果があると思います。試してみてください」とのことだった。

労働安全を研究している機関のウェブサイトを見てみると、指差し呼称について「確認の精度が向上する効果がある」と説明されていた。ミスを完全になくすことはできないが、予防効果は高まるらしい。自宅の物ならともかく、会社の備品は使ったら所定の位置に戻しておかないと次に使う人が困る。あるべきものが所定の位置にないと、探す手間が発生して、上司や同僚に余計な労力を使わせることになるのだ。ぼくは「見落としや見間違いが多い」という問題点を抱えているので、なおさら注意が必要だろう。

それにしても、ＩＱの測定や幼少期からの行動を聞き取るといった検査によってぼくはアスペルガー症候群の診断を受けたのだが、驚くほど長所や短所、特性をあぶり出していただいた。診断を受けていなかったら、今でも見落としや見間違いが頻発して、仕事で迷惑をかけっぱなしになり、肩身の狭い思いをしていたかもしれない。それ以前に仕事がなくなって、ハローワークの求人検索端末の前に毎日座っていただろう。

発達障害の診断は単なるレッテル貼りで、何の意味もないと主張する人もいるが、ぼくにとってはアスペルガー症候群の診断を受けたことにより、自分の長所、短所、特性が判明して、何に注意すればよいかを理解する第一歩になった。「なんとなく」気付いていた不具合が障害の一部であり、対策が必要な事がらであるとわかったのは大きな収穫だったのである。指差し呼称をしていると、同僚から「何をやっているのかな?」という目で見られることもあるが、余計なミスをして、迷惑をかけるという事態を極力避けるためには不可欠な行動である。実際に指差し呼称を励行するようになって、致命的な物忘れや見落としはしていない。

指差し呼称を励行するという対策を通じて、こんなことを思った。ぼくはアスペルガー症候群の当事者である。それはまぎれもない事実であり、ぼくという人間の一部である。「見落としや見間違いが多い」という特性からくるミスや問題行動を「特性だから仕方がない。許して!」と言うのは簡単なことだ。でも、たとえ数パーセントでも改善できる方策があるのなら試してみる価値はあると思うし、試すべきだと思う。特性によるミスや問題行動が減ると、当事者も生きやすくなるのは間違いない。ぼくも指差し呼称を励行することで、完全ではないにせよ、自己の特性と向き合い、ミスを極力減らすことに成功した。こうした取り組みを続けることで、健常者・一般の人からの信頼や理解につながる可能性もある。

健常者・一般の人の立場に立って考えてみる。アスペルガー症候群の当事者と一口に言っても、特性や問題行動の深刻さも様々であり、努力できる幅や努力して到達できる状態も一様ではないことは「前提条件」として考慮する必要があるが、特性から派生する問題行動に対して何のアプローチもしない、改善する努力もしない人が「配慮、配慮！」と連呼したところで「面倒くさいヤツ、イヤなヤツ」と思われるのがオチだろう。そこからは「理解してみよう」「フォローしてあげよう」という発想は出てこないと思う。出てくるのは、暴論かもしれないが、「健常者対障害者」という対立の構図だけだ。

確かに特性によっては障害者からのアプローチが難しいものもあるが、アプローチが可能なものについては改善を試みる必要があると思う。「合理的配慮」は確かに重要だが、障害者側も努力できることは努力して、改善につなげる姿勢を持っておきたいものだ。

資格取得

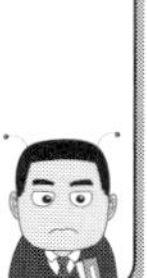

教育訓練給付制度の利用者第一号

「部長、十五秒ほどお時間ください」

ある夏の日、出社して朝一番にぼくは部長の机の前に立って、話を始めた。「この度、目標管理に挙げていたビジネス実務法務検定二級に無事合格しましたので、ご報告させていただきます」と報告した。部長は「おお、そうか。ところで権田、ビジネス実務法務検定二級って、どんな資格なのだ？」とちょっと意外な質問をされた。ぼくは「企業の管理職または管理職をめざす人が理解しておくべき、法律知識を体系的に問う試験です」と答えた。部長は「ほお、そうだったのか。それはよかった」と言って、うなずいていた。ぼくが差し出した合格者証を見て、ぼくが話していることが本当であることを確認して、話は終わった。

ぼくは現在勤めている会社に入社して十八年あまりになるが、その間に行政書士や宅地建物取引主任者（現在の宅地建物取引士）といった国家資格から、ＩＴ関連のベンダー資格まで、合わせて十個以上の資格を取得した。宅地建物取引主任者試験の勉強で専門学校に通う手続きを取った際、ぼくは会社の教育訓練給付制度を利用した。会社でこの制度を利用した第一号の人物になり、総務部の担当者の依頼で、社内報にこの制度を利用したいきさつについて、寄稿したのを覚えている。

宅地建物取引主任者の資格を取ろうと思ったキッカケは、上司との会話だった。ある日、直属の上司から「権田、不動産会社のシステムに興味はないか？」と聞かれた。不意に質問されたので、答えに困っていると、上司から「まあ、急がないので、何かアプローチしてくれ」と言われた。ぼくはどうすればよいものか、上司に確認しようとしたが、上司は「方法はキミに任せる」と言って、どこかへ行ってしまった。

上司からの指示だったので何かしなければと思い、思案した末、宅地建物取引主任者試験を受けて、不動産業務を体系的に学び、宅地建物取引主任者の資格も取ろうと目論んだのである。行政書士は半年の勉強で一発合格だったが、宅地建物取引主任者試験はその反動からか、四度目の受験で合格を手にした。合格した当時、ぼくは三十五歳、いわゆる「三十路のオジサン」であった。

必要とされる人材をめざして

資格取得に精を出すようになったいきさつは大きく分けて四つある。

一つ目はぼくの学歴や職歴に由来する。ぼくは「一流大学」と呼ばれる大学を出ているわけでもなく、コンピュータについて素人であったにもかかわらず、ＩＴ業界の門を叩いた。最初に入った会社で、上司から技術屋として取得すべき最低限の資格を取得するよう言われたのだが、その資格が取れなかったばかりに会社から三行半を突き付けられ、退社する羽目になった。その後、就職浪人中に九度目の受験で取得することができ、これが縁で東京都内にある非鉄金属の専門商社にＩＴ担当として入社することになった。

資格がすべてではないが、やはり「採用試験」という関門で書類選考のテーブルについた時、その求人に関連する資格の有無は問われるような気がする。事実、就職浪人をしていた時に資格を取得する前はほとんど門前払いされていたのに、取得後は書類選考を通過して、面接に進めるケースが増えた。資格の威力を知った瞬間だった。このことから、「足りないものを足してレベルアップしたい」という思いがある。

二つ目はぼくが抱えている障害である、アスペルガー症候群と関係している。ぼくはアスペルガー症候群の診断を受けた時に、お医者さんから「知能指数にはまったく問題ありません。仕事に必要な知識や資格の取得は可能です。これからも能力の向上に努めてくださいね」と助言を受けた。社会性やコミュニケーションには難があるけど、決して知能は劣っていないことがわかり、ぼくは「伸ばせるところはどんどん伸ばすべきだ」と強く思うようになった。アスペルガー症候群の当事者だからといって、すべての面で健常者に劣っているわけではない。ぼくは四十歳を超えてからも資格取得に邁進することになった。

三つ目は会社の目標管理制度と関連がある。ぼくの会社は目標管理を実施しているが、その中に「技術力強化」が挙げられていて、資格取得を推奨している。目標管理制度と人事評価はリンクしているので、達成すれば、評価は上がり給与やボーナスに反映される。そのことが、資格を取得するモチベーションになっているのだ。

最後の四つ目は、資格取得によって得られる客観的な評価をぼく自身が求めている面がある。例えば、ある人が採用面接で「私、法律にとても詳しいです」とアピールした時、面接官は「どんな風に詳しいのですか?」と九分九厘、聞いてくると思う。その答えが「法律に関する書物をたくさん読んでいます」では説得力に乏しい。履歴書の資格欄に「行政書士」と書かれていた方が訴求効果を期待できそうだ。国家資格なので、一定レベルのスキルありと判断される可能性が極めて高い。断然、有利だ。

ぼく自身、資格との付き合い方で気をつけていることがある。それは資格を取って満足ではなく、業務に活かすことだ。現在の部署では会社の規程類に関わる法律を調べて、報告する業務があるので、行政書士や宅地建物取引主任者試験で学んだ、法律の条文を読むというスキルが役に立っている。また、ＶＢＡというエクセルで使うマクロ言語（任意の処理を一括して実行できるプログラム）に関する資格を取得したことで、我流の技術が世間一般で流通している技術にシフトされ、自信を持ってプログラミングができるようになった。これも資格取得を通して体系的な学びを行った成果である。

これからも、その時々で必要とされる資格を取得して、必要な人材になれるように努力したい。

仕事における自己評価

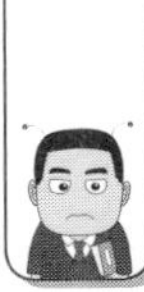

今回はぼく自身の「自己評価」について、お話しさせていただこうと思う。
まずは「ビジネスパーソン」としての自己評価から見ていきたい。率直に言って、年齢分の厚みはないと思っている。
「報告・連絡・相談」といった基本動作が稚拙で、今でも上司から注意を受けている。例えば、仕事で納期が守れそうにない時の相談が遅いとよく指摘される。また、他人の気持ちや周囲の状況を察する能力も低い。先日も部長から「パソコンのメンテナンスを指示したが、中間報告がない」と注意を受けた。部長としてはまめに報告してほしい状況だったと思うが、それを察知できなかったのである。加えて、常軌を逸したこだわりを持っている。ぼくは「資格取得」に異常なほど執着していて、あらゆるスキルを「資格で示す必要がある」と思い込んでいるところがあり、そうでないと「他人から認められないのではないか」という強い不安を感じる。
ここまで列挙した問題行動の背景には、「アスペルガー症候群」の影響が少なからずあると思う。ただ、それだけでは説明できないのも事実だ。「人間的に未熟」なのだと思う。

次に「ＩＴ技術者」としての自己評価だが、こちらも「年齢分の蓄積がない」というのが実態である。はっきり言って、高いポテンシャルがあるわけではない。国家資格である第二種情報処理技術者試験に九回目のチャレンジで何とか合格できたが、本来はこんなに時間を費やすような試験ではない。ベンダー資格もスムーズに取得していたとは言い難い。一回で合格できるのはまれで、いつも数回受験して、何とか取得していたので、お世辞にも「優秀」とは言い難い。

また、技術者として、これといった強みがないことも事実だ。「プログラマ」を皮切りに「オペレータ」も経験したが、どれもうだつがあがらなかった。長続きしたのは「サポートデスク」の担当者くらいで、これも上司と対立して、職を解かれている。また、どの職種もレベルが中途半端（ストレートに言うと年齢の割には低レベル）で、ＩＴ技術者として自慢できるような経歴ではない。

言い訳になってしまうが、最初に入った会社で、技術力を伸ばす以前に、人間関係が破たんして、それを修正するのに多大なエネルギーを費やしたのが痛かった。上司の指示や助言を消化できず、いつも「アホ、ボケ！」と叱責され、そのたびに気持ちが落ち込んでいた。落ち込むのは仕方ないとしても、問題だったのは「どうすれば改善できるのか」といった視点が欠落していたことだ。気分の落ち込みから仕事に対するモチベーションが上がらず、後輩社員にもどんどん追い抜かれていった。この状況もアスペルガー症候群の影響がありそうだが、「では、その状況を変えようと百パーセントの力で常に努力していたか」と問われれば、答えは「ノー」と言わざるを得ない。自暴自棄になり、努力を怠っていた時期も正直あった。

また、第1章で「ぼくの強み」について挙げているが、これとて、健常者の立場で考えてみると、そんなに強調するような話ではないような気もする。「集中力がある」「粘り強い」といった特性を「強み」と表現すること自体は間違っていないと思うが、健常者から「それくらい、当たり前だよ」と言われれば、反論の余地は少ない。

身もふたもない言い方だが、ぼくが挙げていた「強み」は「アスペルガー症候群の当事者」というカテゴリでのみ有効なのであって、健常者と同列で考えたら「普通だよね」と言われるのがオチだろう。高学歴でIQの高い健常者なら、ぼくよりもずっと高い集中力と粘り強さを兼ね備えた人材がゴマンといるはずだ。「健常者との競争はそもそも意味がない」という意見も一理あるが、企業社会の現実を考えると、競争せざるを得ない。「アスペルガー症候群をはじめとした発達障害者の求めている配慮は単なる甘えに過ぎない」という考え方がまだまだ根強いのだ。

読者のみなさまにお断りさせていただきたいのだが、ぼくは決して自分のことを「優秀なのに認められない哀れな人間」と言うつもりはない。ぼくの書いた文章から「いや、オマエは自分のことがわかっていない単なるわがままな中年オヤジだ！」と感じられた方がいるとすれば、それはぼくの不徳の致すところだ。

では、これからどうあるべきか。「伸びしろの大きな能力と小さな能力があり、努力しても、健常者から納得してもらえるレベルに達するかどうかは不透明な部分がある」という前提条件はあるが、まずは何でも障害のせいにするのではなく、問題点は改善する努力をしていきたい。

また、これまでのように「健常者のアドバイスは的を射ないものが多い」と頭から決めつけるのではなく、まずは耳を傾けて、問題点の改善につながるかもしれないという視点で考えるようにしたい。

「アスペルガー症候群」の当時者ゆえのトラブルは少なくないが、少しでもいい方向に動くよう、行動していきたいと思っている。

目標管理

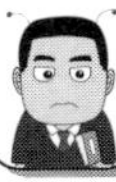

めざすべき目標がかみ合わない

ぼくが勤務している会社には「目標管理制度」がある。一年あるいは半期という期間を定めて、会社や組織の目標を確認してから業務に関するスキルについて「こういった点を強化したい。ついてはこのような施策を展開する」といったことを所定の用紙に記載し、その記述をもとに直属の上司と話し合い、目標設定と施策の決定を行い、目標達成に向けた活動を行うというものだ。

総務部に異動してきた年に次長と話し合って、この目標管理の設定を試みた時のことであるが、次長が想定していた目標とぼくが思い描いていた目標が大きく異なっていた。そのため、話し合いは平行線になり、かなりのストレスがたまった。次長は「弱点である報告のタイミングの悪さや仕事の進め方の稚拙さを正すような目標を挙げてほしい」と考えていたようだが、ぼくは総務部で必要とされる新しいスキルの獲得をめざしていた。次長の立場からすれば「権田は寝言を言っている」と思ったに違いない。しまいには部長が出てきて、あからさまに「権田、うまく目標のすり合わせができないなら目標管理に取り組まなくてもよい」と言われる始末だった。案の定、ぼくは目標管理に取り組む機会を取り上げられてしまった。

アスペルガー症候群の当事者は、概して他人とのコミュニケーションに難点がある。また、報告・連絡・相談といったコミュニケーションがスムーズにいかないケースが多々ある。独りよがりの判断をしてしまうこともよくあるし、話すと必要以上に叩かれるのではないかという恐怖から報告や相談が遅れて、事態が悪くなることも少なくない。本来は悪いことほど速やかに報告して傷口が広がらないように手当てをするのが正解なのだが、頭ではわかっていても、過去に都合の悪い報告をして職場を追われた経験のあるぼくにとっては職場での「報告・連絡・相談」がかなり高いハードルになっていた。

今では「不都合な報告こそ、最優先で行うべき。私情は挟むべきではない」と思えるようになり、徐々に適応できつつあるが、総務部へ異動した当初は部長から「キミはなぜこの部署に来たか、わかっているか？　キミは前の部署を事実上クビになったのだよ」という厳しい言葉をはっきり言われたこともあり、かなり神経質になっていた。いきおい、苦手なことには触れられたくないという後ろ向きの発想になる。資格取得といった得意なことだけに注力したいと思うようになっていた。

イヤな記憶が頭から消えない

アスペルガー症候群をはじめとした発達障害者の中には、ぼくのようにイヤな思いや辛い思いだけが記憶に残る人がいる。ぼく自身、仕事で成功したことはほとんど覚えていない。記憶にあるのはイヤなことや、仕事で失敗して上司にひどく叱られた経験である。ある雑誌で、名前は失念したが、プロ野球選手の手記を読んだことがある。とある球団の抑え投手を務めていた方だったが、その人は「ぼくは抑えたことはほとんど覚えていない。打たれたことは鮮明に覚えている」と書いていた。

ぼくもこの人と似たところがあり、仕事上のいい思い出が蓄積されにくい。資格を取った時はうれしかったし、合格証書を見た瞬間の感動も覚えているが、仕事でイヤなことや理不尽なことがあると、すぐにそうした悪い情報が頭の中で増殖してしまう。仕事にイヤなことや理不尽なことはつきものだが、健常者と呼ばれる人の大半はそうしたイヤな記憶が自然と消滅するのだと思う。ぼくのようにいつまでも覚えている人はそう多くないのではないか。

　ぼくは社会に出てから決定的にトラブルを起こすようになった典型的な「オトナの発達障害者」で、学生時代までは大きな問題を起こすことなく、「ちょっと変わったヤツ」と言われつつも無難に過ごしてきただけに、そのギャップがなかなか受け入れられない側面はどうしてもある。健常者がスキルアップに費やせるエネルギーをこうした人間関係の維持に費やしてしまい、本来の年齢で獲得すべきスキルが獲得できなかったことは否めない。

　話が大幅に脱線してしまったが、目標管理のようなキャリア形成に関わるような事案は上司から青写真を提示してもらって、それに沿って計画していくのがビジネスパーソンとして生きていくには適切ではないかと思う。自分の頭の中で会社や組織の目標を勘案して適切なものを練り上げていくのはちょっと無理がある。苦手なことや軌道修正が難しいことははっきり上司に伝えて、円滑に進むようにしていきたいものだ。

仕事がない？

「窓際族」という言葉を聞いたことがある読者の方は、どれくらいいらっしゃるだろうか？　最近では死語になっているように思うが、ぼくはこの「窓際族」を、現在所属している会社で経験している。

ぼくはパソコンキッティングの部署にいた頃、続発する仕事でのトラブルや片道二時間の通勤からくるストレスでうつ病がひどくなり、出勤することすらできない状態になって、ついに休職願を会社に提出した。やがて寝たきりになり、何もすることができない日々が一か月ほど続いた。その後、何とか起き上がることができるようになったが、障害者職業センターでのリワーク受講を経た後、復職を果たすまでに一年を要した。

復職後もしばらくの間、以前のパソコンキッティング業務に従事していたが、やはり「仕事が遅い」という致命的な欠点が克服できず、ある日、部長から呼び出され「仕事をしなくてもいいから、個室に移ってくれ」と言われた。ぼくは仕事をすべて取り上げられ、個室に幽閉状態になった。時々、他部署の応援で社外に出役することはあったが、それも月に数日程度だった。ぼくが幽閉されていた個室を訪れる人はほとんどなく、たまに同僚がパソコンのキッティング作業で発生した段ボール箱の解体を依頼に来る程度であった。ぼくは一日中、応用情報技術者試験の受験勉強をして過ごすようになった。最初は「気楽でいい」と割り切っていたが、やはり、仕事を遂行する能力が落ちていく自分に焦りを感じるようになっていった。

仕事のスキルが落ちていく

ぼくは試験合格をめざして個室に参考書や問題集を持ち込み勉強に励んだが、何度、試験を受けても合格できなかった。午前の択一式は難なく得点して、足切りをクリアするのだが、午後の記述式がいくら勉強しても合格点に届かないのだ。ぼくは「時間をムダにしているのではないか」と悩んだ。

また、たまに他部署の応援で社外に出役しても、普段、個室で他人とコミュニケーションを取る機会がほとんどない状態だったため、対人関係がうまくいかないことがよくあった。

ある時、出役先でお客様との打ち合わせに向かおうとしていた上司に急ぎで相談したいことがあったので、呼び止めたところ、上司から「これから会議がある。そんなことも察知できないのか！」と注意された。仕事の場面での状況判断が概して不正確であるというぼくのアスペルガー症候群の特性もあったと思うが、仕事を遂行するスキルが低下していたという側面も見逃せない。

こうした状況だったので、人事評価は最低ランクに落とされた。昇給も止められた。ぼくは「減額されないだけでもマシ」と自分に言い聞かせようとしたが、仕事へのモチベーションを保つのは困難になった。「五十代後半で子どもは独立、家のローンも完済し、定年まであと数年」といった状況なら、こうした不遇もガマンできるのだが、当時、ぼくは四十代半ばにさしかかったばかりで、世間では「働き盛り」と言われる年齢だった。家のローンを抱え、家族の扶養義務もある立場だった。

ぼくは転職も考えた。ただ、当時はうつ病から復職して日も浅く、気力、体力ともに自信がなかった。また、息子が中学受験をめざして塾通いをしていたので、転職に伴うリスク、つまり「転職したのはいいけど、給料が大幅に下がってしまった」といった状況だけは何としても避けたかった。学年が上がるごとに費用がかかることが目に見えていたからである。

うつ病にかかって以来、仕事を通じてスキルアップを図り、昇給をめざすという道が完全に断たれてしまったような気がした。うつ病にかかってからのぼくは職場へ行くのが精いっぱいで、当然、自己啓発で資格を取るなどということは困難になり、健康であれば身につけられたはずのスキルが身につかないという結果になった。うつ病をはじめとした二次障害は侮れない。心が壊れていくという現象は確実にビジネスパーソンとしてのキャリアパスを崩壊させるのだ。

ぼくの幽閉生活が終わりを告げる時がやってきた。総務部への異動が内示され、ぼくはパソコンキッティングの部署を離れることになったのだ。正直、ホッとした。

再び、仕事をする機会を与えられ、片道二時間かかっていた通勤時間が半分になった。うつ病を診てもらっていたお医者さんに異動の話をしたところ、「通勤ストレスが軽減されると、きっと体調も上向きますよ。よかったですね」と言われた。ただ、この総務部への異動は新たな苦悩の始まりでもあった。異動に当たって、役員から示されたのは、主任から平社員への降格と大幅な減俸だったのである。ボーナスの査定も低く抑えられ、生活を圧迫した。

また、幽閉生活で低下した仕事を進めるスキルの回復という課題も浮かび上がってきた。長らく、仕事らしい仕事をしていない状態が続いていたため、ビジネスの基本である「報告・連絡・相談」もスムーズにできなくなっていた。例えば、こんなことがあった。総務部へ異動直後、直属の上司にあたる次長から会議資料の綴じ込みを指示された。用紙をじゃばらに折り、セロハンテープで留めるケースもあり、手先の不器用なぼくは悪戦苦闘した。いつまでたっても作業が終わらないぼくに業を煮やした次長は「できないなら、なぜ早めに相談しないのだ！」と厳しい言葉をぶつけてきた。くだんの作業は次長に手伝ってもらって完了したが、ぼくは仕事の面でまったく信用されなくなった。万事、このような状態だったので、同僚からも次第に疎んじられるようになり、ぼくは孤立していった。総務部への異動は新たな悲劇の序章だったのである。

社長のお言葉

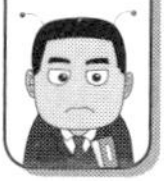

ぼくはパソコンキッティングの部署から本社の総務部へ異動になった。片道二時間だった通勤時間は半分になり、通勤ストレスによる不調も緩和された。再び、仕事を与えられ、パソコンも貸与された。

ただ、総務部に異動後も問題行動は収まらず、社長も心配されていた。

社長から依頼を受けたエクセルでの資料作成で予想以上に時間がかかってしまい、社長から「権田君、資料はまだかね?」と催促される始末で、時間をかけた割にはパッとしない出来だったため、社長も不満そうな顔をされていた。

ある日、社長からこうした状況を打開するための方策を示された。「権田君、もう一度、スキルを磨き直してはどうだろう? エクセルの資格、それも初級ではなく、上級資格にチャレンジしてほしい。権田君にお願いしたい資料作成はたくさんある」

この話を伺い、上司に報告したところ、上司は「社長がおっしゃったことは実現させるのが必須である。すぐにM社のエクセルに関する上級資格を取得しなさい」と指示された。上司の指示で、現金を持たされ、近所の書店へ出向き、M社のエクセルに関する上級試験のテキストを購入した。上司から業務の空き時間にこの資格取得に関する勉強をすることを許され、帰宅後も時間を見つけて、勉強するようになった。

試験は思ったより難しかった。M社指定のパソコンスクールでパソコンを使って受験するのだが、一度目はあえなく不合格になった。関数についての問題がまったく解けず、合格点に大幅に届かなかった。苦手箇所を重点的に勉強して、再度試験にチャレンジし、今度は見事に合格した。パソコンの画面に「合格です！」と出た時はうれしいというよりもホッとしたというのがホンネだった。社長、上司に早速、合格したことを報告した。社長も上司も殊の外、喜んでくださった。

再びスタートラインに立つ

資格取得後は、社長から依頼を受けてエクセルで資料を作成する機会が増えた。いきなり上級資格を取ったので、初級資格で学ぶべきスキルがところどころ抜けており、たまに「簡単なことがわかっていないようだね？」と社長に指摘されることもあったが、資格取得を通じて習得したスキルを活かして、関数をふんだんに使った資料の新規作成や過去に作成されたものの修正を請負うようになった。ＩＴ関連の資格を取得したのは九年ぶりだったが、これを機に「また、新しいスキルを獲得しよう」と思えるようになった。

それまではうつ病や通勤ストレスがひどくて、スキルアップや自己啓発がうまくいかなかったが、環境が変わって、そうしたマイナス要因がなくなり、体調が安定するようになった（うつ病を改善するには服薬も大切だが、マイナス要因を取り除く、環境調整も大切なのだと痛感させられた）。

エクセルの上級資格を取得した翌年、ぼくはエクセルで使われているマクロ言語（ＶＢＡ）の初級資格を取得した。ＶＢＡの資格取得は上司からマクロの修正を指示され、勉強を始めたことに端を発している。どうせ取り組むなら本格的にやってみたいと思い、専門学校に通って、ＶＢＡを勉強した。資格取得の講座を受講して、初級資格ではあるが、一発合格を果たした。パソコンの画面に「スコアは〇点です。合格です！」と出た時は「時間と授業料がムダにならなくてよかった」と安堵したと同時に「やはり、ぼくも技術屋の端くれだったのだなあ」としみじみ思った。技術を修得し、突き詰めていくという行為自体が好きなのである。

社長のお言葉からぼくは「技術屋」の端くれだった自分の姿を思い出し、再び仕事を担当できるスタートラインに立つ機会を得た。どこかの項目でも書いていたと思うが、アスペルガー症候群の当事者にとって、うつ病や統合失調症のような二次障害は体調を大幅に悪化させ、ビジネスパーソンとしてのキャリアパスを破壊する「悪質な爆弾」である。

二次障害を起こさないようにするにはどうすればよいだろうかと考えるが、答えは簡単に見つかりそうもない。アスペルガー症候群をはじめとした発達障害を包み隠さず会社に伝えても、雇用が保障され、合理的な配慮が得られるような社会が実現すれば状況は好転するかもしれないが、今のところはアスペルガー症候群の当事者の自助努力に委ねられているのが実情だろう。

それでも、一つだけ言えることがある。ぼくはうつ病の兆候が出てから病院を受診するのに九か月くらいかかった。この対応の遅れこそ、十年以上、この病気と付き合うことになる遠因だったと思う。メンタルの不調には必ず予兆があって、ぼくの場合は新しく着任した上司との確執によるストレスだった。「おかしいな」と感じたら早めに病院を受診したほうがよさそうだ。

仕事を見つける

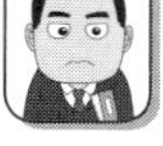

「月に二件、自主的に取り組む案件を見つけて、月報で報告すること。ただし、案件についてはその必要性をグループ内のメンバーに確認して、了承を得たものであること」という指示を部長から受け、毎月報告している。

なぜこのような指示を受けることになったかというと、一つ目は部長がある事件をきっかけに、ぼくが時間をムダに使っているのではないかという疑念を持っていることである。冒頭で紹介したものだが、業務を手伝っていた役員が長期入院することになったにもかかわらず、ぼくはそれにまったく気が付かないで、作ってもムダになる資料をせっせと作っていた。それを知った部長から、「空気を読む、察するということが、キミにはできないのか！」と厳しい言葉を投げかけられたのだった。

二つ目は、アスペルガー症候群の特性からくる問題行動の多さで、部長もぼくに何をしてもらえばよいのか、考えあぐねるようになったことが挙げられる。「手先が不器用で資料の綴じ込みにモタモタする上にアウトプットもデキが悪い」というのはまだマシなほうで、どうしても耐え難いと言われたのは「仕事を自分で抱え込んでしまって、肝心な時の報告・連絡・相談が遅れがちである」という点であった。もはや、部長からは「定型的な業務はミスが心配なので、任せられない」「担当者失格！」の烙印を押されていた。

ぼくは月末が近づくと、翌月に取り組むべき案件がないか、洗い出し、同僚や上司に確認する。取り組むべき案件候補が決まると、係長に意見を伺い、承諾を得られたら月報に記載する。その際は案件名といっしょに「○○係長の承諾済み」という記述を加えて、ニーズのある案件であることを明記している。こうして、ぼくは毎月、自主的に取り組む案件を部長に報告し、日々取り組む業務を獲得しているのだ。月に二件、自主的に取り組む案件を見つけ、部長に報告するようになって一年あまりになるが、こうした状況を俯瞰するにつけ、総務部における、ぼくの立ち位置を思い知らされる。非常に微妙な立ち位置なのだ。

ぼくの今の仕事

仕事がまったくないわけではない。新聞や郵便物を取りに行く、会議室の机を拭くといったデイリーの業務からウイルス対策プログラムのパターンファイルの調査といったウィークリーの業務もあるし、ＯＳのアップデート対応や勤務表のチェックといったマンスリー業務も存在する。ただ、絶対量が足りないのだ。これだけでは一日八時間、週五日勤務をすると仮定した場合、明らかに手待ち時間が出てくる。会社の規程類に関する法律の調査やＶＢＡを使ったマクロの開発といった高度な業務もあるが、案件の発生は不定期である。それ以外は概して難度が低い業務が大半で、五十歳の正社員がする内容ではないのだ。

当然、会社からは「仕事の内容に見合った給与額にさせてもらう」と言われ、月給は最盛期の四分の三に減らされた。ぼくは「失地を回復させよう」と目標管理に取り組み、技術力強化の項目で得意の資格取得に邁進して成果をアピールするが、まったく相手にされない。目標管理に挙げていた資格を取得すると、部長は「そうか。よくやった」と労ってくれるが、言葉だけで給与やボーナスにはまったく反映されない。

それどころか、毎年、四月になると、会議室に呼び出され、プロ野球選手の査定かと思われるような細かさで、前年度に犯した仕事上のミスやトラブルを言い立てられて結果的に給与を減額され続けている。異議を申し立てようとすると「嫌なら転職しろ」といった対応だ。社長からも「もうあなたには何もしてあげられることはありません」と言われた。

アスペルガー症候群というハンディを抱えつつも何とか企業社会で食べていきたいと願い、努力をしているのだが、ハードルは想像以上に高い。

社長は「アスペルガー症候群の人でも、普通に仕事をしている人もいると聞くよ。努力が足りないだけではないか？」と主張される。確かにぼく自身、至らないところはまだまだあるし、努力する余地もあると思う。ただ、そういう目で見るなら具体的に「こうすべき」と指摘してほしい。「空気を読め」や「察しろ」では平行線のままだ。アスペルガー症候群をはじめとした発達障害に対する画一的なイメージが払しょくされ、昨今言われている「合理的配慮」が具体化されれば、事情は変わるかもしれないが、現状は健常者に何とかついていこうともがく日々である。

第3章

人間関係はむずかしい

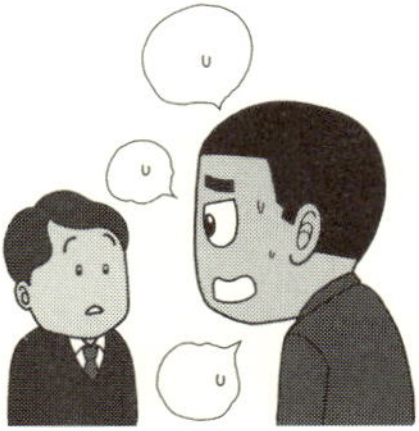

対人関係の違和感

「他人と話すのは難しいなあ」

これは社会に出て、ぼくが最初に感じたことである。上司や先輩社員、出向先の管理職など、気をつかう相手の数は学生時代と比べものにならない。また、相手との関係も複雑になるので、言動にも学生時代とは比較にならないほどの緊張感が求められる。

当時、ぼくは東京で一人暮らしをしつつ働いていたのだが、仕事が終わって電車に乗るとどっと疲れが出て、降りる駅を乗り過ごすことがままあった。

心理学の用語で「ペルソナ」と呼ばれるものがある。人は役割に応じた仮面をかぶり、生活を送っているという考え方だ。例えば、会社で仕事をしている時のぼくは「ビジネスパーソン」の仮面をかぶっている。「丁寧な言葉づかい」「ビジネスの場にふさわしい所作」「仕事にマジメに取り組む姿勢」といった要素を盛り込んだ仮面をかぶって、仕事に取り組んでいるのだ。

人は大なり小なり、この「ペルソナ」という仮面をかぶって、その時々に応じた役割を演じている。かつてのぼくもそうだったし、現在もそうである。会社で仕事をしている時は「きちんとした自分」を演じているのだ。

「ペルソナ」は役割が変われば、それにふさわしいものに変える必要がある。例えば、会社で管理職になっている人が家に帰ってもその仮面を脱ぐことができず、家族に対して必要以上にあれこれと指図をしたら、間違いなく反発されるだろう。

アスペルガー症候群の診断を受けてから気が付いたのだが、ぼくは「ペルソナ」という仮面をかぶるのに、健常者の五〜十倍くらいのエネルギーを使っているようだ。特に、職場で求められる「ビジネスパーソン」という仮面をかぶってきちんとした振る舞いをするのに、強い負担感がある。少しでも気が緩むと、たちまち問題行動を起こすのだ。大手メーカーのヘルプデスクを担当していた時、同僚のちょっとした言動に腹を立てて、思わず暴言を吐いてしまったことがあった。同僚に「なんで、そんなことをしなければならないの！」と食ってかかったのだ。当然のことだが、上司にこっぴどく叱られた。

素顔のぼくは「気分屋」で「自己主張やこだわりが強い」、いわば自己中心的な人間なのかもしれない。気に入らないことがあるとすぐに暴言を吐くし、自分の思うように振る舞いたいと思っているし、自分のモノサシや価値観に合わない人を拒絶する傾向がある。

たいていの人は、程度の差こそあれ、こうした一面を持っていると思う。「ペルソナ」によってそれを上手に隠し、適応しているのだ。ホンネ丸出しだったら、たいていの場合、集団からつまはじきにされるだろう。

ビジネスの社会では、人にもよるだろうが、大多数の人が仮面をかぶることで、所属する組織に求められる役割をうまく演じている。役割に応じた仮面をかぶることは社会生活を送るうえで必須である。それは社会の中に限らず、ぼくも息子と接する時は「父親としてのぼく」という仮面を身につけている。

例外はあると思うが、ぼくのようなアスペルガー症候群の当事者がこうした仮面を長時間、安定的にかぶり続けるのはかなり疲れる。対人緊張が健常者より格段に強いのだ。先ほども書いたが、健常者の五〜十倍くらいのエネルギーを使い、何とか役割を果たしているのが実情だ。

ぼくは現在、家内と息子と離れて一人暮らしをしている。一人の時は何の仮面もかぶっていない。車のギアでいう「ニュートラル」の状態である。これが一番楽だ。この原稿を書いている時は「権田真吾」という書き手の仮面をかぶり、一字一句考えながら文字を書いているが、映画館で一人、最前列に座って、映画を見ている時は「ニュートラル」の状態であろう。

余談だが、最近見た映画で印象に残っているのが『一週間フレンズ。』と『きょうのキラ君』である。いずれも共学の高校を舞台にした恋愛ものの映画だが、十代、二十代の頃を思い出しながら見ていた。ぼくは今年の十月で五十一歳になるのだが、ぼくから見て子どもくらいの年ごろの俳優さんが演じている映画でも、違和感なく見ることができる。「こんな心境になったことが昔、あったな」「好きな人を思う気持ちはぼくたちが若かった頃とそんなに変わっていないな」などと、普段は意識しなくなった感情を持ちつつ、映画を堪能しているのだ。そこには何か役割を持って、ガチガチになっているぼくは存在しない。

家族がいる人は難しいと思うが、たまには一人旅に出て仮面を脱ぎ棄てられると、ストレスが軽減され、いざという時に組織に求められる「ペルソナ」を上手に着脱できるようになるかもしれない。そうすれば、冒頭の「他人と話すのは難しいなあ」という悩みも小さくなりそうだ。

秘書検定

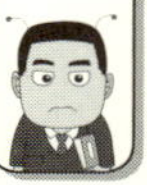

「秘書検定」とは、「秘書」という立場を想定して、ビジネスマナーや仕事に対する基本的な考え方を問う公的資格である。

ぼくは秘書検定の三級と二級を所持している。受験会場を見渡すと、受験者の九割は女性である。短大生、専門学校生が多そうなイメージだ。

ぼくが秘書検定を受けたキッカケをこれからお話ししようと思う。

三級を受けたのは、ぼくが大手メーカーのパソコン関連サポートデスクを担当していた時にさかのぼる。当時、ぼくの配下にIT技術はすこぶる高いけれど、ビジネスマナーはまるでダメという男性新入社員がやってきた。彼に対していろいろと指導していたが、あまり効果はなく、親会社の担当者から「そもそもあなたはちゃんとビジネスマナーや、基本的な仕事の進め方を理解しているの？　証拠を見せて。『本を読んで勉強しています』というのは答えにならないからね」と注意を受けた。

悩みながらインターネットでいろいろと調べていたところ、「秘書検定」という公的資格が目に留まり、ぼくは参考書と問題集を買った。生まれてはじめて、対人スキルや仕事の進め方について、体系的に勉強した。結果、合格最低点を少し上回る得点で合格した。親会社の担当者に報告すると、「それはよかったね」と労われ、これで「最低限のビジネスマナーや仕事に対する基本的な考え方は身についていきます」と何とか主張できた。

二級を受けたのは、パソコンキッティングの部署へ異動になって、異動後も失敗続きで上司からの信頼がガタ落ちになっていた頃である。

ある日、データベースの開発で行き詰まったぼくは元同僚にわからない箇所について、どうすればよいか、聞きまくっていた。それでも解決しない問題があったので、元同僚の勤務先のパソコンで動作検証させてほしいという、かなり無理なお願いをしてしまった。元同僚の勤務先はお客様のシステム室である。

元同僚にしてみれば、客先のシステム環境で、直接業務に関係のないことをされるのははなはだ迷惑な話だった。このことはすぐに上司の知るところとなり、ぼくは大目玉を食らった。

仕事で煮詰まるととんでもない行動に出るクセを直そうと、秘書検定二級を受験して二度目の挑戦で合格したが、問題行動はほとんど改善しなかった。

この頃、すでにうつ病を患っていて、大量の薬を服用していた。薬の副作用で、眠気や倦怠感に悩まされており、到底、仕事でまともな判断ができる状態ではない。薬漬けの体でいくら知識をつけても、問題行動が改善しないのは明白である。

しかし、秘書検定に合格して、改めて基本動作の重要性を感じたケースがある。上司や同僚に業務上の報告や連絡・相談をする前の基本動作は「今、お時間よろしいでしょうか」と確認することだ。ぼくはそれまで、この鉄則を守っていなかった。最初に就職した会社の出向先である大手総合商社でこんなことがあったからだ。

ある日、ぼくはお客様に「今、お時間よろしいでしょうか」と型通りの確認をとったところ、予想外のリアクションが返ってきた。「私、アナタのような若い人の話を聞いているほど、ヒマじゃないの。出直してきて！」

親会社のシステム部門の人にこの話をすると、「当社では用件がある場合は遠慮せずに割り込まないと、話を聞いてもらうのは不可能だよ。話があるなら、まずは割り込みをかけなさい」と言われた。ぼくは徐々にこの風土に染まっていった。

このクセは二度転職して、大手メーカーのサポートデスクに勤めるようになっても変わらず、時々、お客様からけげんそうな顔をされることがあった。ぼくは相手から「ちょっと待って」と言われたら待てばよいのだと、安直に考えていたのである。

秘書検定の勉強を通じて、この「用件があれば、遠慮なく割り込んでいい」というのはやはり、当時の出向先だけで通用する、一種の「ローカルルール」だったことに気が付いた。

ぼくはサポートデスク業務で「○○さん、△△の件でお話をさせていただきたいのですが、今、お時間よろしいでしょうか？」と確認するようになった。時折、ギクシャクしていた会話がスムーズになった気がした。

秘書検定取得を通して感じたのだが、アスペルガー症候群をはじめとする発達障害者は、体系的な学びを意識した方が対人スキルを身につけやすいように思う。

今回、取り上げたビジネスマナーや基本的な仕事に対する考え方を学ぶ場合も有効である。語弊はあるが、健常者のように「仕事をしていくうちに、自然と身につくよ」という考え方では、早くかつ正確にスキルを獲得するのは困難な気がする。

ただし、知識があったからといって、適切な行動が取れるとは限らない。「うつ病」のような二次障害を抱えてしまうと、効果は半減してしまう。知識をつけることは大事だけど、心の健康を保つことは円滑な職業人生を送るうえで欠かせないことだ。

発達障害への偏見

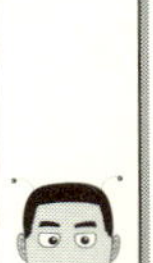

ぼくは数年前から会社の総務部に所属している。給与処理をアウトソーシングしているので、時々、その会社に給与明細を受け取りに出かけることがある。ぼくの場合の「取引先」と言えば、この給与関連の事務をお願いしている会社くらいだ。

取引先の担当者は、ぼくより少し年上と思われる男性である。メガネをかけた誠実そうな人だ。取引先を訪れると、いつもブースに通され、お茶が出てくる。お茶を飲み終わる頃に給与明細が封筒に入って運ばれてきて、ぼくはそれを受け取り受領書に捺印して、あいさつをしてから帰社する。会話は「暑くなりましたね」「雨、大丈夫でしたか？」といったあいさつ程度だ。込み入った話は上司がしているので、ぼくは指示された書類を間違いなく運んでくるだけだ。

「取引先との関係」といっても、給与明細の受け取りやUSBメモリに入れた給与関連データの授受といった定型的なものなので、相手はぼくがアスペルガー症候群という発達障害の当事者であるとはまったく思っていないようだ。

一般的に、アスペルガー症候群をはじめとした発達障害をオープンにする対象は、社内でいっしょに働く人に限られてくると思う。かなり範囲を広げてもせいぜい仕事でやりとりをする他部署の担当者くらいだろうか。社外の人や取引先の人にまで障害があることをオープンにするケースは、まれではないかと思う。

部長の方針もあり、ぼくは障害のことを無秩序にオープンにすることは禁じられている。ぼくの場合、取引先に障害のことを話せば、思わぬ誤解を受け関係がこじれる可能性もありそうだ。書類を運ぶという一見すると単純な業務だが、内容は「給与明細」や「給与関連データ」という極めて機密性の高いものである。事情をよく知らない人だと「障害のある人にそんな大事な書類を預けても大丈夫か？」と懸念される可能性もある。

アスペルガー症候群の当事者と聞けば、「犯罪者予備軍だ」と反射的に考える人もいると思う。マスコミの報道で凶悪事件が起こると「犯人はアスペルガー症候群のような発達障害の疑いがある」といったことが報じられる場合があるので、それが影響していると思う。社会に適応できないために、犯罪に手を染めるケースはあるのかもしれないが、そうした事案は少ないと思う。

ぼくはアスペルガー症候群について、一人でも多くの人に正しい知識と理解を持ってほしいという思いを強く持っている。ただ、会社関係で障害をどの範囲の人にまでオープンにするかは悩ましい問題だ。一昔前に比べると、アスペルガー症候群をはじめとした発達障害に関する理解は深まってきているが、まだまだ誤解や偏見も多い。

「アスペルガー＝天才肌」？

例えば、アスペルガー症候群の当事者＝犯罪者予備軍という図式だけでなく、テレビ番組で取り上げられる発達障害者の成功例を鵜呑みにして「アスペルガー症候群をはじめとした発達障害者はみんな天才。異能の持ち主である」と短絡的に考えている人も少なくないように思う。こうした状況を考えると、社外のさほど込み入った会話もしない相手に障害の告知をするのは、あまり得策ではないだろう。

理想は「ぼくはアスペルガー症候群の当事者です」「ぼくは発達障害を抱えています」と言っても適切な配慮が得られて、スムーズに仕事ができる環境が整うことだ。更に突っ込んで言えば、アスペルガー症候群をはじめとした発達障害者であることを取引先の担当者に話しても「そうだったのですね」と普通に受け止めてもらえるようになれば尚良しだろう。だが、現実はそこまで進んでいないのではないだろうか。

先ほど「誤解や偏見がまだまだ多い」と述べたが、仮に多少の知識があるとしてもそれが偏っていたり誤っていたりすると、「何も知らない人」と大差ないように思う。もう一つ気になっているのは、「当事者本」と呼ばれる発達障害の当事者が書いた本を読んで、その内容を鵜呑みにしているケースだ。この本も当事者本に分類されるが、当事者本というのはあくまでその当事者の特性や思いを語ったものである。アスペルガー症候群をはじめとした発達障害者の多くに当てはまる事例ばかりでなく、その当事者個人の特性も描かれている。

そういった面を考慮せず「僕が読んだ本の当事者と特性が異なるから、オマエは偽物だ！」といった発言をする人がかつて社内にいた。当時の上司だったが、正直腹が立った。いくら何でも「偽物」呼ばわりは心外である。でも、冷静に考えると、こういう考え方の人は案外多いのかもしれない。

話があちこち飛んでしまったが、会社関係で障害をオープンにするのは、影響を考えると慎重に行う必要がありそうだ。

同僚との関係

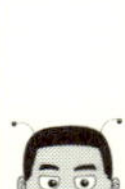

会社の同僚がぼくの障害について、どう思っているのか、読者のみなさんの中には興味を持たれている方もいると思う。

同僚には次に挙げる人たちがいる。まず、課長（国立大卒で税理士資格を持つ秀才）と、係長（元システムエンジニアで面倒見がよい）と、女性社員二人（経理と社会保険を担当）の四名である。部長の方針もあって、同僚には基本的に障害のことは話していない。部長は「障害をオープンにすることは甘えにつながる」という意識があるようだ。

課長には先日、目標管理面談を受ける機会があり、その席上でぼくがアスペルガー症候群という発達障害の当事者であることを話した。課長はぼくに何らかの障害があるのではないかと薄々気付いていたようで、特に驚いた様子はなかった。

課長は「アスペルガー症候群でもトレーニングすればちゃんと働けますよね」と言った。ぼくはちょっと返事に困った。課長の発言はある意味、正しい。ただ、アスペルガー症候群と一口に言っても、特性や障害の程度は個人差が大きいし、改善できるレベルもまちまちであるという基本情報が抜けている。テレビやマスコミで紹介されたごく一部の成功例をイメージしているのではないかと感じた。

女性社員の二人には障害の話をしたことはない。ただ、健常者というのはどこからかそういった情報を仕入れるスキルがあるらしく、ぼくのことを「何か障害らしいものを持っているかも？」と薄々気付いているフシがある。

係長には、係長がまだ他部署でシステム開発の担当をされていた時にたまたま障害のことを話す機会があり、ぼくがアスペルガー症候群であることを説明している。係長は「大変だったね。どんな問題が起こるの？　改善するの？」と聞いてきたので、ぼくは「空気を読んだり、人の気持ちを察したりするのが苦手で、対人トラブルを抱えることが多々あります。また、手先が不器用な当事者もいます。仕事がなかなか覚えられず、同じ失敗を繰り返す傾向のある当事者もいて、職場でうまくいかないケースが多く見られます。現代医学では完治しないそうです」とお医者さんから聞いてきたことを基に説明した。係長はにわかには信じられないといった顔をしていたが、やがてそういった障害もあるのだと得心したらしく、ぼくに対して「いろいろあるだろうけど、がんばるように」といった趣旨のことを言って、励ましてくださった。

そんな係長の対応や評価がどう変わっていったかについて触れようと思う。

係長は二年ほど前に、システム開発の部署から総務部へ異動してきた。ぼくがアスペルガー症候群であることは既に知っていたが、具体的にどういった対応が必要かという答えは持ち合わせていなかったようである。

「言葉を字義通りとらえる」の項目でも出しているが、係長から「サーバ接続設定をしないように」と指示されたにもかかわらず、ぼくは「サーバ接続の設定はダメだけど、ソフトのインストールで接続するのはOKだな」と字義通り解釈してしまい、ウイルス対策ソフトをサーバからダウンロードした。係長からは「サーバ接続設定がダメならソフトのダウンロードで一時的につなぐのもダメだとなぜ、わからなかったのだ！」と注意された。言葉を字義通りとらえて、勝手な判断をしたぼくに非があるが、係長もぼくの障害特性からくる問題行動を予測できなかったようである。

それから少し月日が流れて、アスペルガー症候群をはじめとした発達障害について、更に社会的な認知が高まってくると、係長も対応を考えるようになっていった。例えば、VBAで書いたエクセルのマクロの修正をぼくに指示する時に、仕様書を渡すだけでなく、口頭で仕様書の内容について、丁寧に説明してくださるようになった。アスペルガー症候群の当事者が言葉の行間を読むのが苦手という情報を得たからであろうと推察される。また、思い込みが激しい一面があることもわかっていただいたようで、社内報の発送準備を指示する時、宛先を書いたエクセルシートをただ渡すだけでなく、口頭で「少しでも疑問点があれば、すぐに言って」と付け加えてくれるようになった。

係長のぼくに対する業務指示の出し方の変化を話してきたが、アスペルガー症候群をはじめとした発達障害に関する認知度が年々上がっているのか、係長もうまく話を伝えようと工夫をしてくださるようになった。最初は「どう接していいか正直わからない」「きちんと説明しているのになぜ理解できないのだ」と否定的な感情が強く出ていた感があったが、今では「少し工夫すれば正確に業務指示が伝わる」ということがわかって、人間関係もスムーズになってきたように思う。係長の尽力に感謝したい。

ぼくの主治医

ぼくはアスペルガー症候群の二次障害でうつ病を患っている。そのため、現在も月に二回通院して、診察を受けている。ぼくと主治医の関係を、これまでに紹介したエピソードから話したいと思う。

ぼくと主治医との出会いは今から十年ほど前にさかのぼる。当時いた部署にどうしてもウマの合わない上司がやってきて、人間関係が悪化した。上司から「空気を読め！」といった内容の指示しか出なくなり、ぼくはしだいに心を病むようになった。それがミスにつながっていく悪循環に陥り、ぼくはたまらず精神科を受診した。その時の担当医師が、現在もお世話になっている主治医である。主治医はぼくより若干年長と思われる細身の落ち着いた感じの男性である。診察を受けたところ、うつ病であることが判明した。

うつ病の投薬治療が始まったものの、人間関係も病状も改善することはなく、さらにひどくなっていった。それに疑問を抱いたことで、ぼくのアスペルガー症候群に気付くことになったというのは、すでにご紹介したとおりである。うつ病はその二次障害であることがわかり、ぼくは診断結果を主治医に話した。主治医は「そうでしたか。それは大変でしたね」と労いの言葉をかけてくれた。

また、休職期間中は主治医のもとに通って、カウンセリングや投薬を受け、回復に努めた。障害者職業センターのリワークにも通った。一時は寝たきりも経験したが、一年後に何とか復職できた。復職後も主治医の診察を受けながら会社に通った。薬の量は相変わらず多めで、副作用で通勤電車の中では眠ったまま、会社でも昼休みは眠りこけていた。当然、仕事の質はまったく向上せず、簡単な作業しか回ってこなくなった。そのうち個室に幽閉され、体調が悪化することはなかったが、仕事もせずブラブラしているのはやはり異常だということなのだろうか、本社の総務部へ異動することになったのである。

通勤時間は半分になり、朝の通勤ストレスから解放された。うつ病の病状も改善の兆しが出てきた。慢性疲労や集中力が途切れがちになるという状態が、いくぶんマシになった。

主治医に異動で通勤時間が半分になったことを話すと、主治医は「通勤ストレスが減れば、きっと病状も改善します。よかったですね」と言って、安堵の表情を浮かべた。薬の量も、八種類から三種類に減らすことに成功した。

通勤ストレスからは確かに解放されたが、着任早々エクセルでアルバムを作成する作業を上司から指示された。空間認知が苦手なぼくは画像をきれいに並べるのに四苦八苦し、そのことで上司に厳しく叱責された日、ぼくは帰りの電車で体調が悪くなった。主治医にそのことを話すと「なかなか苦手なことをわかってもらうのは難しいですね」とだけ答えてくれた。

今回はぼくが抱えている二次障害、うつ病を診てもらっている主治医との関係を書かせていただいた。うつ病は現代のようなストレスフルな職場環境だと、誰でもかかる可能性がある。

一般的には治療に短くても半年くらいはかかると思う。ただ、ぼくのように一年経過してもまったく病状が改善されないような場合は発達障害が潜んでいるケースもある。ぼくのようなケースに陥ったら、迷わず、セカンドオピニオンを求めることを検討してほしい。

行きつけのカフェ

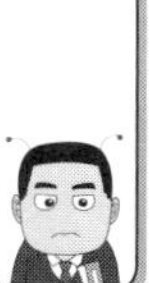

「権田さん、いらっしゃい！」

行きつけのカフェでの一幕だ。自宅から徒歩で五分程度のところに、行きつけのカフェがある。マスターとアルバイトの女性店員が出迎えてくれる。ぼくはコーヒーとドーナツをいただくことが多い。原稿が煮詰まったり、少し疲れたと思ったら出かけている。

店に集うお客さんには、初老の専業主婦、年金暮らしのお年寄り、何かのセールスをしている女性営業職など、いろいろな職業や立場の方がいる。なので、話題も様々だ。時候のあいさつ、仕事や学校のこと、趣味の話（ぼくの場合は一人カラオケや好きなアイドル歌手について）などなど、相手に合わせて、会話の内容も工夫している。

時には近所の小学生の女の子がとなりの席に座ることもある。ぼくはあいにく、息子しかいないので、年頃の女の子とどう接すればよいか、正直迷うことが多い。

ただ、子育て経験があるので、「およそ、こんな感じかな?」と想像力は働く。

ある日、ぼくは近所に住んでいるという小学校四年生の女の子と、となりの席に座って話をしていた。「学校、楽しい?」「好きな科目は何?」といった、性別に関係なく話せる話題が中心だった。相手も「近所のオジサン」くらいの感覚だったと思う。ぼくが帰り際に「ぼく、これから一人カラオケに行くよ。AKB48の曲を歌ってくるよ」と言うと、にっこり笑ってくれた(彼女に「このオジサンって、ちょっとヘンな人かな?」と思われていなければよいが)。

このカフェでは発達障害者らしき人もたまに見かける。四十代前半で、作業所に通っているという男性だ。地元の名家出身らしいと聞いた。

時々話をするのだが、話の腰を簡単に折ってしまうので会話がほとんど続かない。例えば、ぼくが好きなアイドルグループの話をしていると、「そんな、自分の娘のような年齢の歌い手を応援する神経が理解できない」と平気で口にするのだ。ぼくは、その人はそういう人なのだと思っているので特に気に留めないが、いつもそんな調子で会話をしているのだろうと察しがつく。

カフェの店員さんによると、本人もそのことを気にしているらしいのだが、障害があるためか、指摘されても「なぜそういう指摘を受けるのか」「どう改善すればよいのか」がわからないようだ。

作業所の管理者と衝突して、落ちこんだ様子で来店しているのを時々見かけるが、作業所の担当者も相手の障害特性を理解したうえで、適切な指導をすればよいのにと思ってしまう。もちろん、作業所にやって来る障害者の様々な特性すべてを理解するのは至難の業なのかもしれない。

余談になるが、ぼくも大学を出て、最初に就職した会社で身体障害者の方といっしょにお仕事をさせていただいたことがある。ぼくの障害者との関わりは中学生の時、同級生に耳の不自由な女の子がいて、会話をする時に口元がはっきり見えるようにして話すのを実践していた経験があるくらいだった。

障害者と社会との関わりに関する歴史や障害者教育の変遷、障害者心理などを学んだ経験はゼロに等しかった。ぼくは本を買って、知識を深めた。

そして、「身体障害者は手足が不自由なこと以外は普通の人」と思っていた自分を恥じた。身体に障害があることでいわれのない差別を受けてきている人が多く、健常者や社会に対して、強い反感を抱いている人もいた。

ただ、そうしたことが起こる背景を知ったことで、ぼくなりに対処方法を考えるキッカケになった。まず、障害特性の関係でできないことは無理させないようにした。帳票印刷に使う用紙の整理を手足の不自由なメンバーが買って出てくれた時は「ケガのないようにマイペースでお願いします」と伝えて、無理のない作業を依頼した。その代わり、同じような操作ミスを繰り返すような時は「ちゃんとマニュアルを見て、正確な作業をしていただかないと困ります」とはっきり指摘した。親子ほど年齢の違う方もいたが、「ケアレスミス」と思われるミスには毅然と対処した。

ぼくはアスペルガー症候群の当事者であるが、仕事と関係のない相手だと、比較的スムーズに会話ができる。利害関係がないので、気楽なのだ。

コーヒーの味はよくわからないが、焙煎した本格的なコーヒーを味わう一時もまた、楽しみである。原稿の執筆に煮詰まった、ちょっと一服したいと思った時にこれからも足を運ぼうと思う。

レストランでのマナー

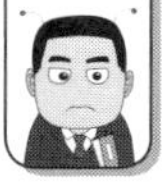

家族といっしょに、レストランで食事をすることがある。アイドル歌手のライブに「オキテ」があるように、レストランで食事をする際にもマナーがちゃんとある。レストランでのマナーを考えるキッカケになったのは父からもらった英会話の本だった。レストランでの会話のページには会話のパターンだけでなく、米国での一般的なマナーについても詳しく解説されていた。会話の内容よりもこうした周辺知識に興味を持ち、夢中で読んだ記憶がある。

たとえば、米国流のレストランでのマナーは「ナイフやフォークで大きな音を立てない」「お店の人を呼ぶ時は手を挙げて合図する」「食事中の喫煙は厳禁で、デザートのタイミングなら差し支えないが同席者に了解を得ること」といった具合だ。

この米国流のマナーは、日本でもある程度通用しそうなものであるが、社会人になって驚いたことがある。最初に就職した会社で、管理職の方々と若手社員数名で食事に行った時のことだ。

食事中にタバコをふかす人はさすがに皆無だったが、管理職の一人がお店の人を大声で呼びつけていたのには幻滅した。ぼくが就職した会社は、某大手総合商社を親会社に持つＩＴ企業で、くだんの管理職は親会社からの出向社員だった。「商社マンは礼儀正しくて、振る舞いがスマート」と思い込んでいたので、ショックを受けた。以後、その管理職とは食事に行かなくなった。

ぼくは身につけた知識やルールをかたくなに信じる傾向が若い頃からあり、それが世間の標準だと思い込み、順守できない人に厳しい目を向けていたのだ。今なら「世の中、いろいろな人がいる」と割り切ることができそうだが、当時はどうしても許せなかった。

レストランでの立ち居振る舞いでぼくが参考にしていることがある。家内の言動だ。従業員に対する言葉づかいが丁寧なのだ。クレームであっても、まずは穏やかに話しかけている。先日、注文したパスタにクリームがほとんどかかっていないという不具合があった。家内は「クリームが少ないようです。かけ直していただけませんか？」と従業員に穏やかな口調で依頼した。「クリームがかかっていない！どういうつもりだ！」と怒り出す客も中にはいると思うが、そういう手合いとは一線を画す行動だ。

「何度言っても状況を改善しない」「不遜な態度に終始する」といった従業員ならともかく、相手も人間である。まずは温厚な態度で接するのがベターであろう。

また、ぼくはレストランでお会計をしてもらう際に、「ごちそうさま」「ありがとう」と言うようにしている。これも家内がやっていたのをマネした。家内は、平身低頭する必要はないが、サービスを受ける側であっても一定のマナーがあってしかるべきと話している。人間の本性はサービスを受ける側に回った時に案外、出るのかもしれない。職場では律儀で上司のウケがいい人でも、レストランや喫茶店で態度が豹変する人は意外に多いと感じる。

今回はレストランでのマナーについて、ぼくが思っていることをお話しした。大学を出て、最初に就職した会社が「ＩＴ技術者である前にビジネスマン」という方針を掲げていたので、ぼくは「社外での振る舞いも、公共の場にふさわしいレベルにすべき」と考えるようになった。それは健常者であろうと、アスペルガー症候群の当事者であろうと関係なく、求められる規範だ。

ぼくは場の空気を読むのは苦手だが、身近な人からの情報や本から得た知識を結合させて、あるべき行動を考えることはできる。レストランでの食事はマナーを守って、気持ちよくいただきたいものだ。

コミュニケーション能力

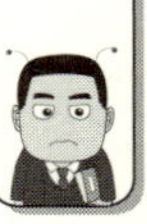

「工藤静香の曲に出てくる『目と目で通じ合う♪』というフレーズと、親会社が主張しているコミュニケーション能力って何が違うのでしょう？　ぼくが感じるのは『空気を読め』『オレの発言の行間を感じろ』というのは、社員に恋人同士のような感覚を求めているのと何ら変わらないような気がしています。どう思われますか？」

係長と面談していて、思わず、口にした言葉である。

係長は「確かに『空気を読むこと』や『発言の行間を感じること』こそ、コミュニケーション能力のすべてだと思っている人はいるね。本来は違うと思うけど」と回答してくれた。

本当のコミュニケーション能力とは何だろう？　「空気を読む」「発言の行間を感じる」というのも確かに含まれると思う。ただ、突き詰めて考えれば「相手に自分の意思を的確に伝える能力」ととらえることができるのではないだろうか。

「空気を読め！」「察しろ！」といったコミュニケーションは、相手によって感じ方が異なるという問題点がある。一昔前の大手企業のように、新卒一括採用者だけで固められた組織ならともかく、現代の企業社会は派遣社員や子会社の社員といった、バックボーンの異なる人も所属している。自社の社員というカテゴリで見ても、外国籍の社員が在籍しているケースは珍しくない。「空気を読め！」「察しろ！」といったコミュニケーション一辺倒では、もはや限界がありそうな気がする。

本当に大切なこと、例えば、会計年度におけるチームとしての目標やミッションといった内容は、管理職が部下に対して、言葉や文章で丁寧に伝える必要がある。場合によっては個別で納得を得られるまで、補足する必要もありそうだ。「面倒くさい」という意見もあるかもしれないが、組織としてベクトルを合わせ、求められる行動を取らせたいのであれば、手間を惜しむべきではない。

アスペルガー症候群の当事者として、個人的には「空気を読め！」「察しろ！」といったスタイルのコミュニケーションは苦手である。それが得意な当事者もいるかもしれないが、多数派ではないだろう。

理想を言うならば、「言葉や文章で百パーセント伝えてほしい」と思う。ただ、それはなかなか難しい側面があるので、上司や同僚からの指示で腑に落ちなかったこと、疑問を感じたことについては、速やかに確認を取るようにしている。

先日、こんなことがあった。会社の備品としてスピーカーとウェブカメラを購入したのだが、上司から「備品に三つ、購入日と設置場所を記載したシールを貼るように」という指示が出た。ぼくは「左右のスピーカーとウェブカメラにシールを貼るのですね」と確認を取った（九十パーセントの確率で間違いはないと思ったが、心配だったので）。上司は「それくらいは察しろよ」といった顔をしたが、すぐに「そうだよ」と返事をしてくれた。

こうした疑問点を確認する際に、時としてイヤなリアクションを受けるケースがある。ぼくもそういう状況を想像して「質問したくないなあ」と思うことは多々ある。ただ、思い込みで物事を進めて結果が上司の要求と合っていなかった場合、さらに厳しく注意される可能性が高い。「叱責も時にはやむなし」という割り切りも必要だろう。

加えて、上司や同僚から仕事の指示を受ける際に「本当に疑問点や不明点はないか」といった視点を持つことも肝要だ。

余談になるが、空気を読む、察するといった極めて日本人的なコミュニケーションだけでほぼ成り立っている世界が存在する。アイドル歌手のコンサートのような「非日常」の空間がそうだ。ぼくは若い頃、工藤静香のコンサートに何回か行ったことがある。そこでは「合いの手は周囲の人に合わせる」「バラード系の曲は基本的に座って聴く」「ステージからマイクを向けられたら歌う」といった暗黙のルールがあった。

こうしたルールは誰かが教えてくれるわけではなく、自分で感じて、理解するものだ。一般的には周囲がやっていることに合わせておけば、大きなトラブルにはならない。他人と違うことをしなければ大丈夫だ。「暗黙のルール」を守ることで、お互いが非日常の空間を楽しんでいるのだ。

日本人的な「空気を読め！」「察しろ！」「オレの発言の行間を感じろ！」といったコミュニケーションを全否定する気はない。ただ、こうした手段だけですべてを解決しようとするのはだんだん困難になっているのも事実だ。文章で詳細な内容を記し、言葉で丁寧に伝えるというコミュニケーションも大切にしていきたいものだ。

SNSとの関係

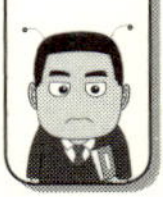

ぼくはツイッターをやっている。前作である『ぼくはアスペルガー症候群』を上梓させていただいた時に、本のことや障害のことを知ってほしいという思いから始めた。ツイッターを始めてから、アスペルガー症候群について様々な情報を得ることができた。

最初に感じたのは、一口に「アスペルガー症候群」と言っても、特性や困っていることは千差万別であるということだ。得意なことや不得意なことも一人一人異なる。例えば、ぼくは手先が不器用で、ＬＡＮケーブルの頭の部分を交換する作業を覚えるのに八時間以上（指導してくれた同僚によると、普通は二時間程度でできるらしい）かかったほどだが、こうした手先を使う作業を得意とする当事者もいる。

また、職業も様々で、正社員として会社勤めをしている人もいれば、障害の程度がひどくて仕事に就くことができず、ひきこもり状態の人もいるようだ。

さらに、社会に対する考え方も様々で、中にはアスペルガー症候群をはじめとした発達障害に理解のない社会を、激しく糾弾している人もいる。

ツイッターをしていて、注意したいことがある。自戒の意味も込めて話したい。ぼくは感情的になりやすい一面があり、ついつい、職場での不満や社会へのいらだちなど、過激な発言をしているケースがある。本の著者としては慎むべきことなので、発言には注意を払いたい。

また、有名人や社会的に地位の高い人の失言を執拗に攻撃するツイートに同調することがある。特に、発達障害に対する無理解や法律違反を礼賛するような内容に過剰反応する傾向がある。理由はどうあれ、個人攻撃は好ましくないので、距離を置きたい。

また、個人や団体名を特定されるおそれがあるツイートも後々、問題になるケースがあるので、発信前には確認を怠らないようにしている。

ＳＮＳを含めたインターネット空間での書き込みについて、最近、ちょっと違和感を覚えている。どうも「匿名だから」「個人が特定されにくいから」という特性を逆手に取った、見るに堪えない発言が散見される。「人間の心の闇」を見た気がする。確かに生活は便利になったが、ぼくは「ＩＴ社会、バンザイ！」を無条件に連呼する気にはなれない。

もう一つ気になっていることがある。それはインターネット上なら百歩譲って許されても、人と人が顔を合わせるリアルな世界では許されない言動があるのに、その区別がつかなくなっている人がいるのではないかという疑念だ。

某アイドル歌手の公式サイトに、ライブやイベントでの注意事項が事細かに記載されていた。「ここまで書かなくてもわかるだろう」と言いたくなるような内容まで踏み込んで書かれていた。「暗黙の了解」に頼っていては、もはやうまくいかないことが「非日常」の世界でも確実に増えている気がした。価値観がそれだけ多様化しているのだろうか。

もっとも、こうした「非日常」の空間で問題行動を取っても、罪悪感ゼロの輩は昔からごくまれにいたような気がする。大学時代に友人から聞いた話だが、アイドルのコンサートで「ワザと合いの手を間違えて、違うアイドル歌手の名前を連呼して周囲のヤツらをイラつかせてやった。痛快だったぜ！」と誇らしげに語った人がいたそうだ。この手の輩は家の中も、公衆の面前も区別がつかないのだろう。

また、こうした行為は一歩間違えれば、周囲のファンとトラブルに発展するリスクがある。暴力沙汰にならないという保証はどこにもない。自分のした行為がどういう結果を招くおそれがあるのか、理解できていない。

最近は、アスペルガー症候群をはじめとした発達障害の話題だけでなく、個人的な話題も多く発信している。「一人カラオケ」の話や資格取得に関する話、好きなアイドル歌手の話もしている。

アスペルガー症候群の当事者といっても、生身の人間である。いろいろなことに興味を持ち、日々の生活を送っていることを知ってもらいたい。

これからも「権田真吾」のいろいろな面を読者の方に知ってもらうとともに、良識のある発言を心がけていきたい。

上司との関係

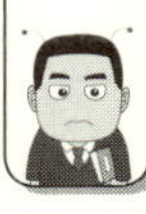

社長からの理解

ぼくは現在、総務部に勤務している。社長室が執務ゾーンのそばにあり、社長がお仕事をされている。そのため、時々、社長とお話をする機会があるのだが、今回は社長との関係について少し話そうと思う。

社長は五十代後半の細身の男性で、親会社である大手メーカーからの出向社員であり某一流大学卒のエリートだ。若い頃はシステムエンジニアだったそうである。

ぼくは社長に自身の障害について話す機会があり、アスペルガー症候群の当事者である旨を伝えた。その時は「アスペルガー症候群の人って、天才なのでは？　何の心配もいらないよ」と的外れなことを言われて、正直ガッカリした。

それから三年が経ち、社長室で面談をした時にはまた違ったことを言われた。「アスペルガー症候群の当事者と一口に言っても、個人差が大きいようだね。苦手なことや得意なことも違うし、IQの高低によって、生きにくさの感じ方も違うと聞いたよ。また、特別な才能のある人はごく少数で、ほとんどの人は特段の才能があるわけではないらしいね。また、うつ病や統合失調症のような二次障害で苦労している人もいると聞いた。権田はどんな状況なのかね?」と、このように、かなり知識が増えている様子だった。アスペルガー症候群をはじめとした発達障害について、書籍やインターネットで情報を得たそうである。

社長は当初、ぼくの障害についてステレオタイプの知識しか持ち合わせていなかったが、理解を深めてくださっていた。感謝すべきことである。

部長との関係

ぼくが所属している会社の総務部のトップである、部長との関わりについて書いていこうと思う。

部長は五十代前半の中肉中背の男性で、高校・大学と硬式野球をしていたそうだ。いわゆる「体育会系」のオジサンである。役員も兼ねていて、社長に次ぐ実力者だ。

パソコンキッティングの部署からぼくを総務部へ連れてきたのは部長であった。

ロクに仕事も与えられず、個室に幽閉されて、ブラブラしているのを見かねたようだ。

総務部に着任早々、苦手な作業を指示されたぼくは四苦八苦した。管理職の会議用資料の綴じ込みを指示されたのだが、職層によって綴じ方が異なっていた上に、役員用については一人一人の好みに応じた綴じ方をしなければならなかった。その複雑さから作業に手間取ってしまった。

定時で作業が完了しないと判断した部長が、作業を手伝ってくださった。用紙をじゃばら折りにするという手先を使う苦手な作業も含まれていて、余計に時間がかかってしまった。部長からは「指定した時間内にできないなら早めに相談しろ！」と注意を受けた。

部長はぼくがアスペルガー症候群という発達障害の当事者であることを知っているが、お世辞にも理解があるとは言い難い。セミナーで発達障害について聞いてきた成功事例を、鵜呑みにしているのだ。部長に「セミナーで聞いてきた事例では発達障害者でももっといろいろなことができると説明を受けたが、オマエは手抜きをしているのではないか」と詰め寄られたことがあった。

ぼくが、それは一部の成功事例である旨を指摘すると、烈火のごとく怒って「オレの言うことがわからないなら、辞表を出せ！」と吐き捨てるように言い放った。理解する気がないのか、それともわかっているけど故意にそうした態度をとっているのかはわからないが、いずれにせよ物事を自分の都合のいいように解釈をする傾向が極めて強い。

ただ、「配慮」を試みてくださった一面もある。社内講習会用の資料の綴じ込みを指示した際に「これがサンプル。これを手本にして、作るように」と自ら時間を割いて作ったサンプルを差し出していただいた。手先が不器用なぼくにとってはありがたい配慮だった。

いろいろな意見はあると思うが、努力しても、健常者が納得できる水準でできることとできないことはやはり存在する。苦手なことからすべて逃げるのはビジネスパーソンとしての成長を阻害する気もするが、難しい問題である。

お医者さんの書いた発達障害関連の本を読んでいると、「職場の上司や同僚に理解を求めて、助けてもらいましょう」といった記述によく出会う。ただ、現実に「理解を得る」というのは容易なことではない。

アスペルガー症候群をはじめとした発達障害が理解されず、当事者が苦労するのは知識が広まっていないからだと、ぼくもかつては考えていた。確かに、アスペルガー症候群の「ア」の字も知らない人は世の中にゴマンといる。極端な言い方をすれば、人は自分の興味がないことにはおざなりな態度を取る傾向がある。

ただ、当事者が望むような筋書きで職場の理解が得られることはまれなことで、落胆したくもなるが、それが現実である。「配慮、配慮」と連呼しても、大きく物事が動くことは期待できない。部長と接していて、そんなことを思い知らされた。世間が望んでいるのは「自助努力」の四文字だけなのかもしれない。

第4章

これからの仕事と
ぼくの身近な人のこと

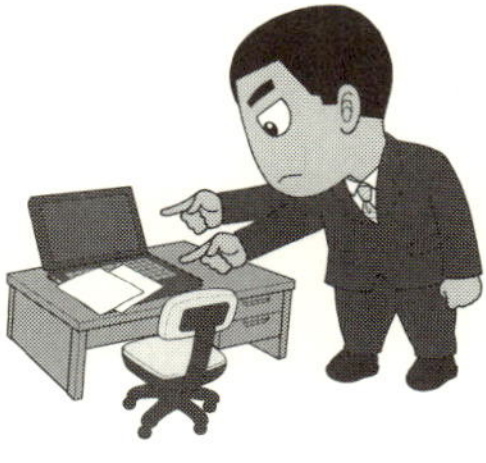

退職勧奨

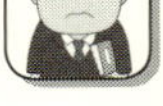

「権田、話がある。会議室へ」

部長に促されて、ぼくは会議室に入った。今から二年前の四月上旬だった。

部長から、「当社ではキミにしてもらう仕事はない。転職を考えてはどうか？」と言われた。退職を勧められたのである。

ぼくはどう返答すべきか、迷った。給与は毎年下がっていたし、これ以上ここにいてもいいことはなさそうだというのは薄々感じていた。ただ、家のローンや息子の教育費もあり、安直に「では、辞めます」と言うわけにはいかなかった。迷った末に「一年だけ、回答を待っていただけないでしょうか？」と部長に相談した。部長からは「よかろう」という承諾を得た。

一年の猶予をもらったものの、「退職」が既定路線だろうと感じていた。目標管理にも身が入らず、何度も目標管理シートの書き直しを指示された。正直、何もかもがイヤになった。心の中では「どうせがんばってもムダだ」とずっと思っていた。

いろいろ仕事を覚えてアピールしても部長からは「お疲れさま」という言葉しか返ってこない。それすらない時もあった。暴論だが、やはりほしいものは「オカネ」なのである。評価はされない、給与を下げられ続けるという状況でモチベーションを保つのは、正直に言って困難である。

部長にぼくの評価について聞いてみると「まだ自分の評価がこの会社で上がると思っているのか？」と言われ、取り付く島もなかった。ぼくはついに「退職」を決意した。二十年近く勤め、ヘルプデスクを担当していた時はそれなりの評価も得ていたので辛かったが、どうしても我慢がならなかった。一年後の回答期限までに転職先を決め、退職する方向で計画を練ることにした。

最初に、これまで総務部に異動してから身に着けたスキルの棚卸をした。ＶＢＡというコンピュータ言語について、履歴書に書けるような資格がなかったので、会社帰りに専門学校に通って資格取得をめざした。土日も時間のある時は専門学校に通って、その年の七月に「ＶＢＡベーシック」という初級資格を手にした。

続けて、ぼくは障害者枠で何とか転職できないものかと画策した。給与面を考えると「障害者枠」は明らかに不利である。しかし、一般枠で障害をクローズドにしてやっていく自信はなかった。クローズドでやっていけるくらいの障害レベルなら、今の会社で十分勤められたはずである。それができなかったのだから、一般枠は厳しいのではないかと結論づけた。また、クローズドで運よく転職できたとしても、障害を隠し通せなくなる事態は十分想定できた。カミングアウトしたら、九十パーセントくらいの確率で解雇である（この時はまだ、障害者差別解消法の施行前だった）。ぼくは、手当たり次第にインターネットの求人サイトに登録し、障害者求人を探しては、応募を繰り返した。結果は「お祈りメール」のヤマをもらい続けた。

行き詰まったぼくは、市役所の障害者相談窓口に出向いた。そこで、障害者専門の就職支援機関を紹介され、その機関に出向いて担当者に話を聞いた。

ぼくはそこで年配の女性から、昨今の転職活動の方法を指導してもらった。転職活動も自己流でやっていては成果が出にくい。本を読んで勉強するのもよいが、支援機関を頼ってみるのも一案である。ただ、支援機関もいろいろあるので担当者とじっくり話し合い、ウマが合うか、自分が求める支援を受けられそうかといった点を見極める必要がある。ダメそうだと感じたらさっさと他の支援機関を当たったほうがよいだろう。

勧奨を受け入れざるを得ない

そうこうしているうちに、約束の一年が過ぎた。転職先は決まらなかった。ぼくは部長との面談の席で「退職勧奨を受け入れます。ついてはご相談したいことがあります」と意思表示をした。ぼくは三つの条件を提示し、会社としての回答を求めた。一つは「ある程度の猶予期間をもらうこと」である。これについては「転職先が決まるまで、在職を認める」という回答だった。次に「退職勧奨を受け入れるのだから、会社都合退職にしてほしい」という内容だ。これについては「会社都合にはできない」と拒絶された。最後は「年休を使って、転職活動することを認めてほしい」という活動時間の確保を求めるものだった。部長からは「自己都合退職扱いとする代わりに、勤務時間を使って、転職活動することを認める。ただし、グループウェアで事前申請すること」という返事だった。

アスペルガー症候群をはじめとした発達障害者が、企業社会の中で、一般枠で仕事を続けるのは簡単ではない。退職勧奨を受ける前にも、会社から「主任から一般社員への降格」「給与やボーナスの大幅カット」といった厳しい処置が取られてきた。個人差のある問題だと思うが、よほど卓越したスキルがあるか、周囲にものすごい理解があるといった状況でないと、無難に仕事をしていくのは困難だと思う。

ぼくは出口の見えない転職活動に追われている……。

体の異変

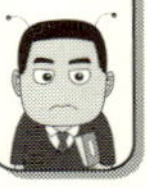

「権田、またトイレか？」

係長の声だ。ぼくはオシッコが異常に近く、ひどい時は十五分に一回、トイレに行っている。また、ノドが異常に渇いて、九時から十八時までの勤務時間中に多い時は二リットルくらいの水を飲んでいる。水を飲むようになったのは「口をクチャクチャ言わせて感じが悪い」と部長に指摘されたのがキッカケだ。幻聴もひどく、四六時中、イヤな声が聞こえてくる。

健康診断で尿に白血球が大量に検出されるという問題が見つかり、ぼくは近所の泌尿器科を受診した。エコーによる腎臓の検査や前立腺の触診を受けたが、お医者さんに「異常ありません」と言われた。また、お薬手帳を持参して、尿が近くなったり口が渇く作用がある薬がないかを確認してもらったが、そういう問題がある薬は見当たらないとのことだった。逆に、お医者さんから「オシッコが近い、口が異常に渇くといった現象は精神的な問題ではないでしょうか。何か、会社でイヤなことでもあるのですか?」と聞かれた。

ぼくは上司から退職勧奨を受け、転職活動中であること、転職活動がうまくいかず、精神的に追い詰められていることを伝えた。また、仕事の量が減り、何もしていない時間帯が増えたことも併せて伝えた。手待ち時間が長いと、真後ろに部長の席があるので「仕事をサボっているのではないか」と疑われているような気がして、ますます緊張が高まることも話した。内臓疾患や薬の副作用ではないことがわかり、ひとまず安堵したが、何となくモヤモヤした気分になった。診断結果を課長にメールで伝えると、「了解です。病気でなくて、まずはホッとしました」という返信が届いた。

泌尿器科で診察を受けてみて思ったのだが、会社から退職勧奨を受けて以来、精神状態がかなり不安定になっているようだ。不安な気持ちに頭の中が支配されている状態はかなり疲労が蓄積されるらしい。

転職活動は、ぼくが思っている以上に体に負荷がかかっている。中高年のアスペルガー症候群の当事者にできる仕事は決して多くない。加えて、うつ病で倒れて休職した経験があるので、お医者さんから「シフト勤務」や「夜勤」、またタクシードライバーのような「隔日勤務」は止められている。体のリズムを壊し、うつ病がぶり返す危険性が極めて高いという。うつ病がひどくなって再び「寝たきり」になった場合、無事に復職できるか保証はないとのことだ。「何でもいいから再就職すればよい」というわけではない。うつ病は今のところ落ち着いているが、いつぶり返すかわからない。体に「爆弾」を抱えている状態なのだ。息子の学費のことを考えると、絶対に倒れることは許されない。ぼくが倒れると息子の人生を狂わせかねないことにつながる。

また、「自己啓発だ！」「スキルアップだ！」と息巻いて、ビジネス実務法務検定二級を取得し、Ｊａｖａというコンピュータ言語を勉強したものの、その背景には「転職を強要されている。何とか少しでもいい条件で転職するために、自分の価値を高めたい」という重圧のかかる動機が潜んでいた。それが健康にいいはずはない。「体の異変」は明らかに、「会社から転職を強要されている」「仕事を与えられない」という非常事態に起因する精神的な負担からきている。

「職を失う」「仕事が減らされる」という状況は、健常者・一般の人ではあまりなじみのないことだと思う。「障害に負けない」と言葉にするのは簡単だが、一筋縄ではいかないことも多々ある。インターネットの情報なので、話半分かもしれないが、ぼくよりずっと若いのに「職場を十回以上クビになった」というアスペルガー症候群の当事者のコメントが掲載されていた。やはり、職場に定着して、安定した稼ぎを得るのは容易なことではない。

体は変調をきたしているが、ぼくには家族がいて、どうしても働かなければならない事情がある。「家族を捨て、人間関係をリセットする」という選択肢はないのだ。現在の職場に残るという道がなくなった以上、早く次の職場を見つけて、家族を安心させたい。特に息子はもうすぐ、高校生になる。父親が無職だと、勉強に集中できなくなるおそれがある。それでは息子に対して、申し訳が立たない。次が「最後の転職」になるようにすべきだろう。大胆かつ慎重に、転職活動を進めていきたい。

障害者枠雇用

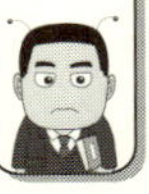

障害者枠は甘くない

部長から退職勧奨を受けたぼくは、障害者枠求人を中心に応募書類を送っていた。ただ、家のローンと養うべき家族を抱えるぼくにとって「給与」は重要なファクターの一つだったため、当初は一般枠求人にも応募していた。例外はあるが、障害者枠は一般枠の三分の二くらいしか、給与が出ないからだ。

ところが、ぼくは、障害者枠を甘く見ていた。できないことを正直に話せば、得意な仕事だけをすればいいと考えていたのだ。面接官にそういった甘さを幾度も突かれた。「では、権田さんが主張している『できること』の質はどの程度ですか？」としつこく聞かれ、しどろもどろになっていた。

「法律の調査ができる」「ＶＢＡでマクロが組める」といっても、突出してすごいスキルがあるわけではない。「それくらいだったら、若くてイキのいい健常者に任せるよ」と言われてしまうレベルだ。「配慮」をする以上、それに見合うパフォーマンスが要求される世界だったのだ。

ぼくは、Ｊａｖａというコンピュータ言語を専門学校に通って勉強した。ビジネス実務法務検定二級も取得した。少しでも、スキルの幅を広げたかったからだ。だが、これも裏目に出た。Ｊａｖａに関しては「実務経験がないのはＮＧ」の一言で、あっさり面接官に否定された。「ビジネス実務法務検定二級」にしても、「総務の担当者なら持っていて当然」のようなことを面接官に言われて、お手上げだった。

転職活動を始めた時に、市役所の障害者相談窓口で紹介されたＮＰＯ法人の担当者がいる。その人と組んで、インターネット経由で求人応募し、ハローワークに出向いて求人にアクセスするといった活動を続けたが、数十社応募して面接に進めたのは数社だけだった。

障害者枠で求人に応募して、気が付いたことがある。それは「企業の障害者観は古いまま」ということだ。障害者というと、若くて、独身で、親兄弟の手厚い援助があり、障害年金をもらっていて、片手間で働くといった感覚をいまだに持っているのだ。すると、「だったら、給料は安くてもいいよね」という結論になる。

これに対して、ぼくは四十歳にしてアスペルガー症候群という発達障害が判明した、いわゆる「オトナの発達障害者」である。家族もいて、家のローンもある。ある程度の給与が必要なのだ。

「既婚者で家族持ちだし、面倒くさそうだな」と書類選考で落としてくれるのはマシなほうで、面接まで進んで「親御さんや兄弟から資金面で支援があると思っていたけど、それはないの？」といった、こちらからすれば「何を寝言みたいなことを」と言いたくなるような発言をする面接官に遭遇することもあった。ただ、障害者枠といっても、ＩＴ関連の上級プログラマやエンジニアだと、健常者と遜色ない給与がもらえるケースもある。

「年齢相応のキャリアを積めなかったオマエさんが低能なだけ」と言われたら、返す言葉もない。やはり、自分のキャリアパスについて、もっと真剣に考えるべきであったと思う。

配慮をとるか、給与をとるか

同じくらいのスキルなら、企業は障害者よりも健常者を優先する。「障害があるという問題を補って余りあるくらいの高いスキルがある」という人でなければ、なかなか採用に至らない気がした。

また、「配慮を求めるなら、薄給に耐えるべし」というのも、企業のホンネのように思う。例えば、「配慮が必要なことは遠慮なく伝えて下さい」と書いている求人に、薄給で福利厚生もよくないケースがあるのは、その証左であろう。

障害者を雇用すると、国から助成金が出るようになっているが、金額はたかが知れている。大企業ならいざ知らず、中小企業になると、「障害者は面倒くさいし、配慮も大変そう。ペナルティを払ってもいいから、障害者は雇いたくない」という考え方になるのも、あながち、責められない。

ぼくは絶望的な状況で転職活動を続けている。結果がどうなるのか、ぼくにも予測不能だ。ただ、はっきりしているのは「簡単に内定がもらえるほど甘くない」ということである。これといったスキルもなく、複数の二次障害を抱えつつ、何とか働いている中高年の発達障害者には、本当に厳しい世の中だ。

ビジネスパーソンとしての父

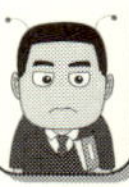

これまでにたびたび登場しているが、ぼくの家族は、家内と息子である。息子が愛知県内の私立中学へ進学したのを機に、家内と息子は家内の出身地である愛知県に引っ越していった。今回は家内と息子がビジネスパーソンとしてのぼくをどう思っているかについて話そうと思う。

家内はぼくと同年齢で、愛知県出身。若い頃はＩＴ企業でプログラマをしていた。今は息子といっしょに愛知県内に住んで、息子の世話をしながらパートに出て、生活費の一部を稼いでくれている。ありがたいことだ。アスペルガー症候群という障害を抱えながら働いているぼくに対しては「何とか長所を活かして、がんばってほしい」と願っているようだ。資格取得のために専門学校へ通い、高価な書籍を購入して勉強していることにも理解を示してくれている。また、資格試験に合格した時には「おめでとう。よかったね」と労ってくれる。感謝である。

息子は中学三年生になり、勉学に励んでいる。息子は父であるぼくが「アスペルガー症候群」という障害を持っていることを知っているが、具体的にどんな困り事があるのかはわかっていない。折を見て、障害の特性について、話したい。息子は漠然と大学まで行きたいと思っているらしく、父にはそれまで元気で働いてほしいと切望しているようだ。年末年始やお盆休みには関西のぼくのところへ帰ってくる。帰省している時はぼくが料理を作り、彼の世話をしている。中学生なので、男手だけでも十分対応可能だ。

ぼくは家族と別居しているが、メールやスカイプでほぼ毎日、連絡を取り合っている。家内と息子は、学校でのできごとやパートでの苦労話などを話してくれて、ぼくも仕事で難儀していることとやうまく対応できた話を伝えている。三十分から一時間程度、スカイプをつないでいる。

現在の職場では苦しい立場にあるが、何とかがんばって働いていきたい。ぼくには「家族」という背負うべきものがあるのだ。

家族の存在は確かに経済的には大きな負担である。アスペルガー症候群という障害を抱えて、一般枠の就労にしがみつくのは決して容易なことではない。ただ、家族がいることで「何とかがんばって働こう」という心の支えになっていることも事実である。苦しいことや悲しいこともたくさんあるのだが、自分のため、家族のために前を向くしかない。

現状は、一般就労を続けていくのは困難を極め、アップアップの状態である。数か月前に「障害年金」の受給申請をしたが、これもぼくのようにまだ何とか働ける人が対象になるのか、はなはだ疑問である。家内に頼りたいところだが、彼女も多くの稼ぎを得る術はなく、結局、ぼくが何とか努力して稼いでいくしか道はない状態だ。家内も息子も、ぼくが何とかしてくれると期待している。

障害を抱えて働くことの難しさを本当の意味で、家内や息子が理解しているのか、疑問に思うことは、正直に言うと、ある。ただ、家族とはいえ、他人の身に起こるトラブルの本質を完全に理解するのは至難の業であろう。「家族が障害のことを理解してくれない」と訴えているアスペルガー症候群の当事者の方が少なからずいることを、ぼくも知っている。中には「アカの他人よりも理解のない家族の存在が疎ましい」と主張するケースもあるようだ。

確かに、アカの他人に理解されないのは割り切れる部分もあるが、家族から理解や共感が得られないと心理的に相当辛いだろう。特に、両親から「アスペルガー症候群のような発達障害は単なる甘え。気合いや根性で何とかなる」といった前時代的な言動を受けると、心が折れそうになるのは当然と言えば当然だ。気合いや根性でどうにかなるなら、誰も苦労しない。こうした前時代的な発言をする人の心理は「わが子の障害を認めたくない」「普通の子と思いたい」という願望から来ていると思うが、こうした考えの人を改心させるのは正直、かなり困難である。

ぼくは家族といえども、厳密に言えば別の人格を持った他人であると認識している。ぼくのことをすべて理解してもらうのは困難だろう。過剰な期待をせず、「アカの他人より何割かでも理解してくれたらラッキー！」くらいに思っている。家族とは「いい関係」をずっと続けていきたいものだ。

両親から見たぼく

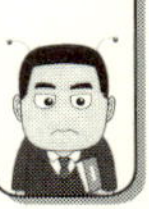

前の項目で両親の話題が少し出てきたので、ぼくが両親にアスペルガー症候群という障害があることを告知した時に、どういったことが起こったかについて、お話ししたい。

まず、両親のプロフィールを簡単に紹介させていただく。

父は元広告代理店の営業マンだった。いわゆる「昭和のガンコ親父」タイプで、非常に厳格な人だった。高校生の頃、勉強をサボって、赤点を取るとよく叱られた。ただ、ぼくが陸上競技で実績を挙げるようになると、競技場にカメラを持参して、応援に来てくれた。とても子ども好きな一面があり、妹に子ども（ぼくから見ると甥）が生まれ祖父になると、孫をかわいがっていた。いっしょに遊び、勉強を教えていた。また、見知らぬ子どもにも気軽に声をかけるところがあり、ベビーカーに乗った子どもがおもちゃを持っていると「いいものを持っているな。おじちゃんにも見せてくれるか?」と話しかけるようなところがあった。ぼくの歴史好きを理解してくれたのも父だった。

母は専業主婦で、父より四歳年上。若い頃は化粧品会社に勤務していた。東京で働いていたこともあったらしく、当時の話をよく聞かされた。東京都内にもチンチン電車が走っていて、地元出身の同僚といろいろなところへ出かけたことを懐かしそうに話していた。ただ、当時は「標準語教育」なるものがあって、関西弁を少しでもしゃべると、東京出身の人に「あら、イヤね」と言われたそうだ。ちなみに、ぼくが東京で働いていた頃は「関西弁を無理に直す必要はないけど、お客様に不快感を与えるような言葉は避けるように」という指導だった。おかげで、ぼくは五年あまり東京で働いたが、標準語が身につかなかった。

母も、ぼくが高校時代に陸上競技の世界で有力選手の仲間入りをして、スポーツ推薦で大学進学の道が開けるようになってくると「何か一つでも秀でた才能があることはいいこと。精進しなさい」と温かく見守ってくれた。また、パンやクッキーを作るのが趣味で、ぼくや妹のために時間ができると、よく作って食べさせてくれた。

父との共通点は子ども好きなところだ。孫にあたるぼくの息子をとてもかわいがってくれた。息子が幼稚園児になると、よくおにぎりをにぎってくれた。今から七年前に「子どもの面倒はあなたがちゃんとみるのよ」と言い残して、病気で他界した。

父には診断を受けた後、電話でぼくがアスペルガー症候群であることを伝えた。父には子どもの頃に「オマエ、自閉症かもしれないな」と言われたことがあった。友達付き合いが苦手で、一人遊びを好むぼくの行動パターンからそれを察知していたようである。父は特に驚いた様子もなく、「そうか」と短く返事をした。

母は父からぼくの障害のことを聞いたようだ。社会に出てからの様々なトラブルの原因がこのアスペルガー症候群という障害の影響だったことを知って、胸を痛めていた。あまり障害のことを深く話す機会はなかったが、ぼくには何とか元気でがんばってほしいと願っていたようだ。

ぼくの障害について知った父は、「ITの世界なんか辞めて、介護の仕事でもしたほうがよい」と助言した。その言葉に、ぼくは「あまり、アスペルガー症候群を含めた発達障害のことを知らないな」と即座に感じ取った。例外はあるが、介護の仕事のように他人の気持ちを察して行動する仕事は、アスペルガー症候群の当事者にとって、苦手分野である。その他にも、「家内にフルタイムで会社勤めをしてもらって、家事はぼくがしてはどうか」という旨のとんでもない話を持ちかけてきた。正直、ガッカリした。そんなことが簡単に実現するなら、苦労しない。家内は会社勤めを辞めてからブランクがあったし、ＩＴ技術者だったとはいえ、最新の技術には疎くなっていた。とても多くは望めなかった。

一方の母は「私はよくわからないから自分で家族のためにできることをしっかり考えなさい」と言っていた。

両親から障害を否定するような言動は聞かれなかったが、積極的に正しい知識を得て、寄り添っていこうという姿勢にはほど遠く、正直、憤慨した。ただ、親子といえども、突き詰めて考えれば、別の人格を持った他人である。こちらの思い通りに理解してくれるとは限らない。

アスペルガー症候群をはじめとした発達障害がマスコミに取り上げられるようになったのはここ十年くらいだが、ぼくの親世代（七十代、八十代）の理解はあまり進んでいないように思う。古い因習や昔の間違った知識にしがみついている人も結構多い。ただ、わが子が当事者という人にはもう少し、深い知識と理解を求めたいと思ってしまうのだ。

友達との関係

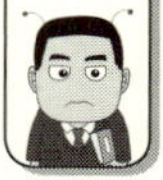

ぼくには男女合わせて二十名ほど、連絡を取り合っている友達がいる。小学校時代の同級生から大学時代の同期まで、関係は様々だが、電子メールで近況を報告し、年賀状や暑中見舞いを送っている。

ぼくがアスペルガー症候群の診断を受けた時も、友達にはすぐに報告した。その時の反応は様々で、「そうだったのか。大変だったね」と労ってくれる友達もいれば、障害の内容がよくわからないので「どんな障害か、詳しく教えて」と質問してくる友達もいた。中には「昔からオマエ、少し変わったヤツだったし、特に驚かないよ」とストレートな感想を述べる友達もいた。本を上梓した時も友達にはすぐに連絡をした。ほとんどの友達はわざわざ本を買って、実際に読んでくれたようだ。

電子メールのやりとりをひんぱんにしている友達には時々、仕事の悩みを相談することがある。かなりシビアな話だが「会社から退職勧奨を受けた。どうすればよいかわからない」といったことをメールで話したことがあった。メールを受け取った友達も「仕事がなくなる」とか「会社をクビになるかもしれない」というのはそうそう起こり得ない話なので、いきおい「早く仕事が見つかるといいね」「がんばってね」といった返信が多くなる。抜本的な解決にはならないが、心情を吐露することで、少しホッとできる。会社の同僚に「退職勧奨を受けた」と話してもラチがあかないし、そもそも、そんな人事上の問題を安易に話すわけにはいかないので、どうしても心情を正直に吐露できるのは学生時代の友達になってくる。

友達に仕事の悩みを話すことは確かにあるが、何か、答えを求めているわけではない。苦しい胸の内を話すことで、悩みを共有してもらいたいという思いが強い。学生時代の友達だからこそ、話せる内容なのだ。悩みを聞いてくれる友達の存在は本当にありがたい。これからも大切にしたいものだ。

ただ、友達の多くは仕事を持っていて、家族も抱えているので、なかなか会う機会はない。友達と最近直接会って話をしたのは、小学校時代から付き合いのある友達に、障害年金の申請書の証人になってもらうのをお願いするために時間を取ってもらった時くらいだろうか。この時も友達の自宅を訪ねたところ、家族の方から「床屋さんに行っている」と聞いて床屋さんに出向き、話を聞いてもらったのだが、ぼくの切羽詰まった状況をすぐに察したらしく、快く証人になってくれた。

ぼくは人づきあいが円滑にできず、物事をズケズケ言う、一風変わった少年であった。こんなぼくにいろいろと気遣ってくれる友達がいることは、奇跡に近いことなのかもしれない。困り事を話せる相手がいることで、何とか心の平穏を保てている気がしている。

アスペルガー症候群をはじめとした発達障害者には、心の内を話せる人がやはり必要だ。個人差はあるが、どうしても、健常者では考えられないような「生きづらさ」「困難さ」はつきまとう。ハガネのような図太い神経の持ち主で何でも自分で解決できるという人はともかく、ぼくのような神経質で悩みをうまく消化できない人にとって、友達はなくてはならないものだ。

アスペルガー症候群をはじめとした発達障害者は、その特性から誤解を受け、友達ができにくい側面はあると思う。中には「イジメ」の対象になり、辛い経験をした当事者の方もいらっしゃると思う。ぼくも「権田ってとってもイヤなヤツだ！」とあからさまに非難されるケースがあった。ぼくは悪口を言ってくる輩と、ひんぱんに口ゲンカをしていた。どうも「理解してくれる友達」と「非難する輩」に完全に分かれていたような気がする。当時は「非難する輩」を疎ましく思っていたが、今では彼らの言い分もわかるような気がする。これも四十歳の時に「アスペルガー症候群」の診断を受けた効果であろう。故意に人間関係を壊していたのではない。障害の影響で、うまく対処できなかったのだ。

ぼくの少年時代を振り返った時、今のように「早期発見」ができる環境があって、「療育」（治療教育のこと）を受けることができていれば、また違った人生があったかもしれないと思うことがある。アスペルガー症候群をはじめとした発達障害のお子さんを抱えて奮闘されている親御さんは本当に大変な思いをされているだろう。ただ、ぼくのように四十歳で診断を受けても、できることは限られてくる。小さいうちに判明すれば、打てる手立ても多くあるはずだ。「そのうちにきっといいことがある」と前向きに考えていただきたい。

例外はあるだろうが、何でも話せる友達ができるのは「学生時代」だけだと思う。それは時代がいかに変わろうとも変わらない事実であろう。

おわりに

ぼくの転職活動はまだ終わっていない。会社から指定された期限はとっくに過ぎたが、社長の配慮で在籍させていただいている。ありがたいことだ。

かれこれ、二年あまり転職活動を展開したが、いまだに転職先は見つかっていない。原因はいろいろあるが、一言で言えば「年齢にふさわしいキャリアを積めなかった」ということに尽きる。

「アスペルガー症候群」という発達障害があったこと、人間的に未熟だったことが災いした。新卒で最初に入社した会社でビジネスパーソン、システム技術者として身につけるべきスキルを獲得する以前に、人間関係で行き詰まり、その対応に追われたのが響いている。

現在の会社でパソコンのサポートデスクをしていた時にうつ病になったのも痛かった。知識がなかったばかりに、九か月も放置した末にようやく病院にかかるという失態を演じてしまった。これが、十年以上もうつ病に苦しむ遠因になった。

本編でも触れたが、うつ病や統合失調症といった二次障害は侮れない。ヤル気や集中力を低下させ、ビジネスパーソンとしての成長を確実に止める。「スキルアップ」するということはほぼできなくなり、日々会社に行くのが精一杯という状況に追い込まれる。

「後悔先に立たず」だが、うつ病の症状が出た時に病院を受診していれば、ここまでうつ病に苦しむことはなかったかもしれない。「無知」とは恐ろしいものである。ぼくの人生があと何年あるかわからないが、今後の教訓としたい。

話はがらりと変わるが、ぼくは昨年の秋に庭仕事をしていて、はしごから落下して右手を骨折、全治三か月の重傷を負った。庭先で藤棚にペンキを塗っていたのだが、藤棚の骨組みの劣化した部分に手が触れてバランスを崩し、二メートル近い高さから落下した結果、右手を複雑骨折した。病院を受診したが、「ギプスをしてもくっつくかどうかわからない」と言われ、骨折部分に金属のプレートを入れて固定する手術を受けた。人生で初の全身麻酔による手術だった。術後の経過は比較的順調で、今ではパソコンのキーボードが打てるし、料理も作ることができる。ただ、手首の可動範囲は左手と比べるとまだまだである。根気よくリハビリをしていきたい。

骨折をして気付いたことが三点ある。

一つ目は「アスペルガー症候群の当事者も年を取る」ということだ。今回のアクシデントの原因は、ところどころ劣化している藤棚にペンキを塗るという危険な作業を「大丈夫だろう」と安易に考えてしまったことだ。若い頃だったら「劣化した部分を修繕してから作業しよう。高さもあるので、修繕後のペンキ塗りはプロに任せよう」といった判断ができたはずだ。「先を見通す力」や「判断力」が低下していたのは否めない。人間、年を取るとこうした能力が衰えていくのだろう。それはアスペルガー症候群をはじめとした発達障害者でも健常者・一般の人でも同じである。

二点目は「安全第一」の考えを徹底する必要性だ。製造業の現場ではないが、「安全」は何物にも代えがたい。日曜大工ではしごに登る人は珍しくないと思うが、自分の年齢や体力、技量を十分に理解して行動している人はどれくらいいるだろうか。概して「これくらいだったら、大丈夫だろう」「私がはしごから落ちるはずがない」とタカをくっている人が、案外、多いのではないだろうか。

ぼくはこの転落事故による骨折で一週間、会社を休んでしまった。ビジネスパーソンがいきなり一週間休むのは、上司や同僚にかなりの迷惑をかける。ぼくの場合も担当していた業務を代行してもらった。業務に復帰した後も、年末の大掃除や納会の給仕といった業務を同僚にお願いすることになった。

世の中、ケガをしてやろうと思って行動する人はまずいないだろうが、「ちょっと不注意だな」「もう少し、慎重になればいいのに」と言いたくなるような人はいる。ぼくは骨折して以来、自分がいかに不注意で、思慮が足りなかったかを思い知った。

三点目は「はしごから落下して、右手骨折だけで済んだのは不幸中の幸いだった」という事実だ。

二メートル近い高さから不意に落下したところが土の上だったたし、右手から落ちてくれたおかげで、頭を強打することもなかった。顔をすりむいたので、受診した病院で念のためにCTを撮ってもらったが、頭蓋骨骨折のような大事には至らなかった。

診察してくださったお医者さんの「頭は大丈夫だね」という言葉に安堵した。もし、頭や腰の骨を折っていたら、車いすのお世話になっていたかもしれないのだ。

また、「落ちたところがコンクリートの上だったら」と考えると、ゾッとする。ビジネスパーソンとして再起不能になっていたかもしれないのだ。そうなったら、息子や家内の生活も一変する。ぼくだけの問題では済まなくなる。

ぼくは特に宗教を信じているわけではないが、神様がいるとすれば「いい加減にしないと、ひどい目に遭うよ」と警告してくれたのかもしれないと思った。右手の付け根には手術の痕が五センチほど残ったが、これだけで済んだのは本当に「不幸中の幸い」だった。

これからはアスペルガー症候群の特性だけでなく、加齢からくる問題行動にも対処していく必要性を感じた。正直、年は取りたくないが、これぱかりは自然の摂理なので、上手に加齢と付き合っていきたい。

最後にこの本の出版にご尽力いただいた彩図社の方々、そして、ここまでぼくの拙い文章を読んでくださった読者のみなさまに感謝して、筆を置こうと思う。

ありがとうございます。

〈著者プロフィール〉

権田真吾（ごんだ・しんご）

1967 年、兵庫県生まれ。神戸市内にあるK大学文学部を卒業後、某大手商社系列のソフトウェア会社に就職。

その後、東京都内の非鉄金属商社を経て、大手メーカー系列のソフトウェア会社にヘルプデスクとして入社。ヘルプデスクでの人間関係でつまずき、異動先でもトラブル続きで自己の障害に気が付く。著書を通して多くの方にアスペルガー症候群を知ってもらいたいと願う。

趣味はエアロビクス、家族は妻と一男。

ぼくはアスペルガー症候群
仕事と人間関係編

平成 30 年 3 月 13 日第一刷

著　者　　権田真吾

イラスト　中村ユキ

発行人　　山田有司

発行所　　株式会社　彩図社《さいずしゃ》
〒170-0005　東京都豊島区南大塚 3-24-4 ＭＴビル
TEL:03-5985-8213　FAX:03-5985-8224

印刷所　　新灯印刷株式会社

URL：http://www.saiz.co.jp
https://twitter.com/saiz_sha

©2018. Shingo Gonda Printed in Japan ISBN978-4-8013-0285-3 C0195
乱丁・落丁本はお取り替えいたします。（定価はカバーに表示してあります）
本書の無断複写・複製・転載・引用を堅く禁じます。